脳卒中の外科

Surgery for Cerebral Stroke

第 52 巻 4 号 2024

一般社団法人日本脳卒中の外科学会機関誌
Official Journal of the Japanese Society
on Surgery for Cerebral Stroke

一般社団法人**日本脳卒中の外科学会**

脳卒中の外科は以下のデータベースに含まれます．
Medical*Online，国立情報学研究所，J-STAGE

第54回日本脳卒中の外科学会学術集会　開催のご案内

第54回日本脳卒中の外科学会学術集会を下記の要領で開催いたしますので，ご案内申し上げます．

Ⅰ　会　期：2025年3月6日(木)～8日(土)
現地開催　＊後日，一部プログラムをオンデマンド配信予定

Ⅱ　会　場：大阪国際会議場(グランキューブ大阪)
〒530-0005　大阪市北区中之島5-3-51

Ⅲ　会　長：髙橋　　淳(近畿大学医学部脳神経外科　主任教授)

Ⅳ　テーマ：「脳卒中医学，輝く」(STROKE2025統一主題)

Ⅴ　**合同開催**(STROKE2025として同会場にて合同開催いたします)
第50回日本脳卒中学会学術集会
会　長：豊田　一則(国立循環器病センター　副院長)

第41回SAH/スパズム・シンポジウム
会　長：井川　房夫(島根県立中央病院脳神経外科　医療局次長)

Ⅵ　**同時開催**
第12回韓日合同脳卒中カンファレンス(日本脳卒中学会主催)
会　長：平野　照之(杏林大学医学部脳卒中医学教室　教授)
会　期：2025年3月7日(金)～8日(土)
会　場：大阪国際会議場(グランキューブ大阪)

Ⅶ　**演題募集**
演題募集期間：**2024年8月1日(木)～9月30日(月)**
脳卒中に関するあらゆる演題を募集いたします．
詳細は本学術集会ホームページ「演題募集ページ」にてご確認ください．
※演題募集期間の延長はいたしませんのでご注意ください．

VIII　応募方法

1．原則として筆頭演者・共同演者は本学会の会員に限ります．
未入会の方は早めに日本脳卒中の外科学会事務局にて入会の手続きをお取り下さい．
ただし，医師以外の方は演者でも会員である必要はありません．

〈入会申込先〉
一般社団法人　日本脳卒中の外科学会　事務局
東北大学大学院医学系研究科　神経・感覚器病態学講座神経外科学分野内
〒980-8574　仙台市青葉区星陵町 1-1
TEL：022-717-7230　FAX：022-717-7233
E-mail：jsscs@nsg.med.tohoku.ac.jp
URL：https://nsg.med.tohoku.ac.jp/jsscs/

2．演題受付はすべてインターネットによるオンライン登録といたします．

1）演題登録用のホームページを開設いたしますので，上記期間内に登録／修正をお済ませください．締切時刻を過ぎますと演題登録用のホームページが使えなくなります．

2）演題登録はこの演題登録用ホームページで完了するため，学会事務局に郵送するものはありません．

3）応募演題の受領通知は電子メールでご連絡いたします．ご応募の際には必ず連絡先の電子メールアドレスを入力してください．
演題応募に関するお問い合わせは下記，学会運営事務局宛にお願いいたします．

IX　日本脳卒中の外科学会技術認定医・指導医 CEP 講習会

開催予定です．詳細は追ってご連絡いたします．

X　日本脳卒中の外科学会技術認定医教育セミナー

開催予定です．詳細は追ってご連絡いたします．

XI　宿泊案内

宿泊に関しての詳細は学会ホームページ「宿泊ページ」にて今後ご案内予定です．

XII　問い合わせ先

STROKE2025 運営事務局
〒541-0042　大阪市中央区今橋 4-4-7　京阪神淀屋橋ビル 2 階
日本コンベンションサービス株式会社内
E-mail：stroke2025@convention.co.jp

Surgery for Cerebral Stroke

Vol. 52, No. 4 (2024)

Contents

The Japanese Society on Surgery for Cerebral Stroke.
Division of Neurosurgery, Department of Neuroscience and Sensory Organs,
Tohoku University Graduate School of Medicine,
1-1 Seiryo-machi, Aoba-ku, Sendai, Miyagi 980-8574, JAPAN

脳　卒　中　の　外　科

第 52 巻　第 4 号（2024）

目　　次

総　　説

原　　著

症　　例

脳卒中の外科 **52**: 249 ~ 253, 2024

総　　説

脳動静脈奇形
―Phase contrast MRI を基盤とした血流解析から読み取る未来―

長谷川洋敬[1], 武田　康寛[1,2], 新谷　祐貴[1], 梅川　元之[1], 小泉　　聡[1]
金　　太一[1], 鈴木　雄一[3], 関根　鉄朗[4], 齊藤　延人[1]

Brain Arteriovenous Malformation: Future Prediction through Blood Flow Analysis Using Phase Contrast MRI

Hirotaka HASEGAWA, M.D., Ph.D.[1], Yasuhiro TAKEDA, M.D., Ph.D.[1,2], Yuki SHINYA, M.D., Ph.D.[1], Motoyuki UMEKAWA, M.D.[1], Satoshi KOIZUMI, M.D., Ph.D.[1], Taichi KIN, M.D., Ph.D.[1], Yuichi SUZUKI, Ph.D.[3], Tetsuro SEKINE, M.D., Ph.D.[4], and Nobuhito SAITO, M.D., Ph.D.[1]

[1]Department of Neurosurgery, The University of Tokyo, [2]Department of Neurosurgery, Nerima General Hospital, [3]Radiology Center, The University of Tokyo Hospital, Tokyo, and [4]Department of Radiology, Nippon Medical School Musashikosugi Hospital, Kawasaki, Kanagawa, Japan

Summary: Brain arteriovenous malformations (AVMs) are a major cause of hemorrhagic strokes; however, treating AVMs can be challenging. Identification and prediction of AVMs prone to rupture can help develop effective targeted treatments, which can improve patient outcomes. Stereotactic radiosurgery (SRS) is a minimally invasive standard treatment strategy for AVMs; however, its effects are not immediate, and there remains a risk of bleeding during the waiting period. Predicting the obliteration status of an AVM after SRS could enable guiding effective follow-up treatments. Phase contrast magnetic resonance imaging (PCMRI) is a non-invasive technique that utilizes phase shifts caused by applying magnetic fields of different polarities to measure fluid flow. In this review, we summarize findings from three studies conducted at our institution that performed PCMRI-based blood flow analysis. We focus on the relationship between AVM blood flow, hemorrhage, and treatment responsiveness. We also outline the current global status of this field. Recent advancements in PCMRI technology have lowered the barriers to its clinical application—the technique is increasingly used for elucidating the natural history of AVMs and optimizing treatment strategies. PCMRI is expected to enhance our understanding of and managing AVMs, particularly in improving prognostic predictions and treatment planning.

Key words:
- arteriovenous malformation
- hemodynamics
- hemorrhagic stroke
- phase contrast magnetic resonance imaging
- stereotactic radiosurgery

Surg Cereb Stroke (Jpn) 52: 249–253, 2024

[1]東京大学医学部　脳神経外科, [2]練馬総合病院　脳神経外科, [3]東京大学医学部附属病院　放射線部, [4]日本医科大学武蔵小杉病院　放射線科
(受稿日　2024. 1. 26)(脱稿日　2024. 3. 27)〔連絡先：〒113-8655　東京都文京区本郷 7-3-1　東京大学医学部　脳神経外科　長谷川洋敬〕［Address correspondence: Hirotaka HASEGAWA, M.D., Ph.D., Department of Neurosurgery, The University of Tokyo Hospital, 7-3-1 Hongo, Bunkyo-ku, Tokyo 113-8655, Japan］

脳動静脈奇形と出血リスク

脳動静脈奇形(arteriovenous malformation：AVM)は流入動脈と流出静脈が“ナイダス”と呼ばれる異常血管塊によって短絡している構造をとっており，出血性脳卒中やてんかん，局所脳機能障害の原因となり得る重要な脳血管奇形である[29]．AVMの治療は一般的に高難度であり，特に未破裂AVMにおける予防的治療は侵襲性の観点から好ましくないという研究結果も存在する[23)24]．一方で，AVM由来の出血性脳卒中は年率2-4％程度とまれであるものの，一度発症すれば神経学的後遺障害発生率30-60％，死亡率20％程度とされ，AVM患者の予後を大きく規定し得るイベントである[4)7)8)10)14)16)29)32]．以上を踏まえると，高リスクAVMを抽出して効率的に治療することで予後を改善できる可能性が示唆される．すなわち，AVMの自然歴を予測することの意義は大きい．

AVMの基本病態はナイダスを介した先天的な動脈-静脈短絡であり，この複雑な血行動態が自然歴に影響を与えていることは確実と考えられる．これまでにAVMの破裂リスク因子に関してはさまざまなものが報告されており，臨床的因子として出血既往，女性，高齢，また解剖学的因子としては深部局在，深部静脈のみの還流路，関連動脈瘤の存在，流出静脈路狭窄，サイズ，後頭蓋窩局在などが指摘されている[4)7)10)14)16)29)31)32]．特に出血既往は一貫して破裂との有意な関係が指摘されており，重要と考えられる[4]．これらの因子の中で，流出静脈路狭窄や関連動脈瘤形成，深部静脈のみの還流路は，血行力学的負荷の結果として生じたりそれ自身が血行力学的負荷をもたらしたりなど，血行動態に関連する事象であることは想像に難くない．しかしながら血行動態自体は，測定の困難さもあり，直接的にリスク因子として証明した研究はきわめて限定的であった．

脳動静脈奇形と定位放射線治療 (stereotactic radiosurgery：SRS)

AVMに対する根治的治療はナイダスの閉塞もしくは切除であり，SRSは手術侵襲を伴わない低侵襲的治療法として標準的治療の一端を担っている[4)29]．ただし，SRSの効果は即時的ではなく，3-5年程度の待機期間を経て6-8割程度の患者でナイダス閉塞が得られる[4)33]．この閉塞待機期間中における出血率は未治療時に比べれば低下するものの，完全なゼロとはならないことに留意する必要がある．SRSによるAVM閉塞に関連する因子に関しては多くの先行研究が存在し，繰り返し報告されているおもな因子としてはサイズ，処方辺縁線量，年齢，局在などが挙げられる[4)13)27)38]．このように「閉塞しやすい」AVMの特徴に関しては明らかになりつつあるものの，実際にSRSを行った後に「閉塞するかどうか」に関して予測するような因子は存在しない．

Phase contrast magnetic resonance imaging (PCMRI)

PCMRIはphase shift，つまり極性の異なる2つの磁場をかけることに伴う位相差を利用した，定量的流速評価法である[40]．PCMRIでは適切なvelocity encoding〔VENC：マッピングする流速レンジ(cm/s)〕と任意のxyz軸を設定することで，各ボクセルにおける3軸方向の流速(つまり流速ベクトル)をそれぞれ算出できる．この際，VENCの適切な設定が重要で，高すぎると低速部の速度分解能が低下する一方，低すぎると流速の“折り返り”によって高速部の正確な評価ができない．一般的に，脳動脈評価では70 cm/s以上のVENCが必要であるとされている[19)40]．また，撮像時に心電図と同期させることで時間分解能をもたせたtime-resolved 3D cine PCMRI(いわゆる4D flow MRI)とし，より生理的な血行動態を解析することもできる[6)18)40]．PCMRIは造影剤不要かつ非侵襲的であることから，脳神経外科領域のみならず心臓・大血管や末梢血管といった多くの分野で活用されている[6)9)11)12)15)18)19)25)30)34)-36)41]．

当施設におけるPCMRIを用いたAVM関連研究

前述のごとく異常血管構築に由来する血行力学的負荷はAVMの本態といえ，その血行動態を解析することでAVMの自然歴解明や治療反応性予測に役立てられる可能性がある．2015年より当施設では，AVM患者に対して治療前のベースラインと治療後の経時的変化を捉えるべく，PCMRIを積極的に撮像し解析を行ってきた．

まずわれわれは，ナイダス内の微小血行動態，ならびに流入動脈・流出静脈という2つの異なる視点から，AVMの血流と出血の関係性を評価した．前者では30人のAVM患者(未破裂23人，破裂7人)の治療前PCMRIデータを解析し，ナイダス内の最大流速と出血既往が有意に相関することを示すとともに，最大流速>90 cm/sがAVM破裂と関連することを見出した[9]．さらに後者では32人のAVM患者(未破裂24人，破裂8人)において動脈流入量と静脈流出量の比率を測定し，その比率が出血性AVM患者群で有意に高い，つまり流入過多が出血のリスク上昇につながり得ることを示唆している[34]．

さらにわれわれは，AVM患者24人におけるSRS後の経時的なPCMRIデータを用い，AVMの閉塞過程における血流動態の変化について調査を行った．具体的には，早期閉塞群(3年以内閉塞)と晩期もしくは非閉塞群(3年で未閉塞)を比較すると，12カ月時点における“最も発達したfeederの血流量減少率”が前者で有意に大きく(90％ vs.

Table 1 Summary of previous literature on the application of PCMRA to AVM

Year	Author	n	Finding
1992	Marks, et al	24 healthy and 16 AVMs	Flow and velocity measurements are significantly elevated in the ICA and BA compared to healthy counterparts. Volume flow rate increases with increasing AVM volume
1997	Pant, et al	34	PCMRA is superior to TOF-MRA in the diagnosis, therapeutic planning and follow-up of AVM
2011	Schuster, et al	65	AVM size has a significant impact on the blood flow in the ICA. Successful radiotherapy reduced AVM volume and normalized blood flow
2012	Chang, et al	10	Wall shear stress can be estimated using phase-contrast MRA using a radial readout. Aggressive presentation may be associated with higher wall shear stress in feeding vessels
2013	Markl, et al	1	4D PCMRA can provide valuable insights into AVM function and the impact of staged embolization
2013	Ansari, et al	20	4D PCMRA successfully demonstrated dynamic changes in AVM compactness and velocity redistribution during staged embolization
2015	Wu, et al	17	High-grade AVMs showed significantly increased blood flow and velocity. Perinidal CBF & CBV ratios were significantly lower in high-grade AVMs
2016	MacDonald, et al	5 ANs and 3 AVMs	Lower distal flow in AN and higher arterial and venous flow in AVM were confirmed
2018	Li, et al	1	Radiosurgery-induced hemodynamic changes were detectable as early as 6 months after treatment
2019	Aristova, et al	5 AVMs and 26 healthy subjects	Venous-arterial ratios of peak velocity and pulsatility index characterize AVM nidal hemodynamics, serving as a potential tool for AVM assessment and monitoring
2021	**Hasegawa, et al**	**30**	**Presence of faster velocities in intranidal vessels may be associated with AVM rupture**
2021	**Takeda, et al**	**32**	**Apparent AVM inflow-to-outflow ratio was significantly larger in hemorrhagic AVMs than in nonhemorrhagic AVMs**
2022	**Takeda, et al**	**24**	**Changes in AVM hemodynamics after radiosurgery may contribute to the prediction of subsequent obliteration outcome**

Our studies are in bold letters.
AN: aneurysm, AVM: arteriovenous malformation, BA: basilar artery, CBF: cerebral blood flow, CBV: cerebral blood volume, ICA: internal carotid artery, PCMRA: phase-contrast magnetic resonance angiography, TOF–MRA: time-of-flight magnetic resonance angiography

49%)，12 カ月時点での血流減少率が 72%を上回る場合に早期閉塞を予測できる可能性がある．これらのことは，SRS 後の血流動態変化が AVM 閉塞の進行具合を予見する重要な指標になり得ることを示している．

AVM 血流解析の現状と展望

現状において渉猟できた AVM における PCMRI 関連研究を **Table 1** にまとめた[1)-3)9)17)19)-21)26)28)34)39)]．PCMRI 関連の研究は 1990 年代が黎明期であり，2010 年代以降 MRI 機器の向上に伴って多く報告されようになった．特に，当初は流速ならびに流量といった比較的シンプルな測定項目を用い，正常・病的血行動態を解明した報告が多かったが，徐々に予後解析への応用が試されるようになってきている．また，流速・流量のみならず wall shear stress の算出に用いられるなど，応用範囲も広がっている．加えて，非侵襲的であるために経時的評価も容易に行えるという利点があり，治療後経過の解析への応用も可能である．

他方，PCMRI 研究の欠点としては以下のものが考えられる．第一に MRI ベースの手法であるがゆえに金属アーチファクトの影響は免れない．Markl ら[20)]や Ansari ら[1)]は AVM に対する段階的塞栓術の影響を解析する際に PCMRI が有効であったと報告しており，塞栓箇所より近位の主幹動脈ならびに遠位の流出静脈などの金属アーチファクトの及ばない血管における解析は可能と考えられるが，基本的に塞栓術後の解析への応用は限定的と考えられる．第二に撮像の特殊性であり，放射線技師との密な連携が欠かせない．第三には撮像時間であり，特に時間要素を加えた 4D flow MRI では心拍に合わせた撮像となるため，30 分-1 時間程度の撮像時間となることも珍しくなかった．ただし，これに関しては近年，compressed SENSE(サンプリングパターンを最適化し，必要最小限のデータから高品質な画像を再構築する技術)や k-t acceleration(時間と空間のデータを連携させて部分的なデータ取得に基づき画像を再構築する技術)などの技術的進歩により高速撮像が可能になってきており[5)37)]，設定条件にもよるが 10 分以内の撮像も不可能ではない．加えて，速度分解能を向上させるために複数のVENCを一度に撮像できるmultipoint VENCといった技術も実用化されており，高速撮像技術と組み合わせることで臨床応用可能性がますます向上している[22]．第四に解析ツールであり，PCMRIでは流速情報は得られるものの，数値化のためにはpost-processing softwareを必要とする．しかしながら，これに関しても近年は4D-FLOW（ENTORRES，三重），Ⅳ-Flow（Maxnet，東京），Flova（R'Tech，静岡），GTFlow（GyroTool, Zurich, Switzerland），Aze Virtual Place（キヤノンメディカルシステムズ，栃木）/iTFlow（Cardio Flow Design，東京），SYNAPSE VINCENT（富士フイルム，東京）といった複数の選択肢が増えてきており，特に後二者は多くの病院で実装されているビューワーである．PCMRI研究は十分実用的になってきているといえるであろう．

まとめると，AVMにおける血行動態解析ツールとしてPCMRIが有効であることは論を俟たず，技術的進歩によって応用へのハードルは低くなってきている．今後さらに症例数を重ねた質の高い研究が行われるようになれば，AVMの自然歴を解明し，治療戦略を最適化するための一助となるであろう．

著者全員は日本脳神経外科学会へのCOI自己申告を完了しています．本論文に関して開示すべきCOIはありません．

文　　献

1） Ansari SA, Schnell S, Carroll T, *et al*: Intracranial 4D flow MRI: toward individualized assessment of arteriovenous malformation hemodynamics and treatment-induced changes. *AJNR Am J Neuroradiol* 34: 1922–1928, 2013
2） Aristova M, Vali A, Ansari SA, *et al*: Standardized evaluation of cerebral arteriovenous malformations using flow distribution network graphs and dual-venc 4D flow MRI. *J Magn Reson Imaging* 50: 1718–1730, 2019
3） Chang W, Loecher MW, Wu Y, *et al*: Hemodynamic changes in patients with arteriovenous malformations assessed using high-resolution 3D radial phase-contrast MR angiography. *AJNR Am J Neuroradiol* 33: 1565–1572, 2012
4） Derdeyn CP, Zipfel GJ, Albuquerque FC, *et al*: Management of brain arteriovenous malformations: a scientific statement for healthcare professionals from the American Heart Association/American Stroke Association. *Stroke* 48: e200–224, 2017
5） Dyvorne HA, Knight-Greenfield A, Besa C, *et al*: Quantification of hepatic blood flow using a high-resolution phase-contrast MRI sequence with compressed sensing acceleration. *AJR Am J Roentgenol* 204: 510–518, 2015
6） Frydrychowicz A, François CJ, Turski PA: Four-dimensional phase contrast magnetic resonance angiography: potential clinical applications. *Eur J Radiol* 80: 24–35, 2011
7） Gross BA, Du R: Natural history of cerebral arteriovenous malformations: a meta-analysis. *J Neurosurg* 118: 437–443, 2013
8） Halim AX, Johnston SC, Singh V, *et al*: Longitudinal risk of intracranial hemorrhage in patients with arteriovenous malformation of the brain within a defined population. *Stroke* 35: 1697–1702, 2004
9） Hasegawa H, Kin T, Shin M, *et al*: Possible association between rupture and intranidal microhemodynamics in arteriovenous malformations: phase-contrast magnetic resonance angiography-based flow quantification. *World Neurosurg* 150: e427–435, 2021
10） Hernesniemi JA, Dashti R, Juvela S, *et al*: Natural history of brain arteriovenous malformations: a long-term follow-up study of risk of hemorrhage in 238 patients. *Neurosurgery* 63: 823–829, 2008
11） Hollnagel DI, Summers PE, Kollias SS, *et al*: Laser Doppler velocimetry（LDV）and 3D phase-contrast magnetic resonance angiography（PC-MRA）velocity measurements: validation in an anatomically accurate cerebral artery aneurysm model with steady flow. *J Magn Reson Imaging* 26: 1493–1505, 2007
12） Hsieh K, Stein K, Mono ML, *et al*: In-vivo phase contrast magnetic resonance angiography of the cerebrovascular system: a comparative study with duplex sonography. *Swiss Med Wkly* 145: w14155, 2015
13） Kano H, Kondziolka D, Flickinger JC, *et al*: Stereotactic radiosurgery for arteriovenous malformations, Part 3: outcome predictors and risks after repeat radiosurgery. *J Neurosurg* 116: 21–32, 2012
14） Kim H, Al-Shahi Salman R, McCulloch CE, *et al*: Untreated brain arteriovenous malformation: patient-level meta-analysis of hemorrhage predictors. *Neurology* 83: 590–597, 2014
15） Komi S, Inoue Y, Hata H, *et al*: Clinical evaluation of left ventricular diastolic function using phase-contrast cine cardiovascular magnetic resonance imaging: a comparison with steady-state free precession cine cardiovascular magnetic resonance imaging and echocardiography. *J Comput Assist Tomogr* 46: 56–63, 2022
16） Laakso A, Dashti R, Juvela S, *et al*: Risk of hemorrhage in patients with untreated Spetzler-Martin grade Ⅳ and Ⅴ arteriovenous malformations: a long-term follow-up study in 63 patients. *Neurosurgery* 68: 372–377, 2011
17） Li CQ, Hsiao A, Hattangadi-Gluth J, *et al*: Early hemodynamic response assessment of stereotactic radiosurgery for a cerebral arteriovenous malformation using 4D flow MRI. *AJNR Am J Neuroradiol* 39: 678–681, 2018
18） Li Y, Ahmed R, Rivera-Rivera LA, *et al*: Serial quantitative and qualitative measurements of flow in vein of galen malformations using 4-dimensional flow magnetic resonance imaging（phase contrast vastly undersampled isotropic projection）. *World Neurosurg* 126: 405–412, 2019
19） MacDonald ME, Dolati P, Mitha AP, *et al*: Flow and pressure measurements in aneurysms and arteriovenous malformations with phase contrast MR imaging. *Magn Reson Imaging* 34: 1322–1328, 2016
20） Markl M, Wu C, Hurley MC, *et al*: Cerebral arteriovenous malformation: complex 3D hemodynamics and 3D blood flow alterations during staged embolization. *J Magn Reson Imaging* 38: 946–950, 2013
21） Marks MP, Pelc NJ, Ross MR, *et al*: Determination of cerebral blood flow with a phase-contrast cine MR imaging technique: evaluation of normal subjects and patients with arteriove-

nous malformations. *Radiology* 182: 467-476, 1992
22) Moersdorf R, Treutlein M, Kroeger JR, *et al*: Precision, reproducibility and applicability of an undersampled multi-venc 4D flow MRI sequence for the assessment of cardiac hemodynamics. *Magn Reson Imaging* 61: 73-82, 2019
23) Mohr JP, Overbey JR, Hartmann A, *et al*: Medical management with interventional therapy versus medical management alone for unruptured brain arteriovenous malformations (ARUBA): final follow-up of a multicentre, non-blinded, randomised controlled trial. *Lancet Neurol* 19: 573-581, 2020
24) Mohr JP, Parides MK, Stapf C, *et al*: Medical management with or without interventional therapy for unruptured brain arteriovenous malformations (ARUBA): a multicentre, non-blinded, randomised trial. *Lancet* 383: 614-621, 2014
25) Nayak KS, Nielsen JF, Bernstein MA, *et al*: Cardiovascular magnetic resonance phase contrast imaging. *J Cardiovasc Magn Reson* 17: 71, 2015
26) Pant B, Sumida M, Arita K, *et al*: Usefulness of three-dimensional phase contrast MR angiography on arteriovenous malformations. *Neurosurg Rev* 20: 171-176, 1997
27) Pollock BE, Flickinger JC: A proposed radiosurgery-based grading system for arteriovenous malformations. *J Neurosurg* 96: 79-85, 2002
28) Schuster L, Schenk E, Giesel F, *et al*: Changes in AVM angio-architecture and hemodynamics after stereotactic radiosurgery assessed by dynamic MRA and phase contrast flow assessments: a prospective follow-up study. *Eur Radiol* 21: 1267-1276, 2011
29) Solomon RA, Connolly ES Jr: Arteriovenous malformations of the brain. *N Engl J Med* 376: 1859-1866, 2017
30) Stamm AC, Wright CL, Knopp MV, *et al*: Phase contrast and time-of-flight magnetic resonance angiography of the intracerebral arteries at 1.5, 3 and 7 T. *Magn Reson Imaging* 31: 545-549, 2013
31) Stapf C, Mast H, Sciacca RR, *et al*: Predictors of hemorrhage in patients with untreated brain arteriovenous malformation. *Neurology* 66: 1350-1355, 2006
32) Stapf C, Mohr JP, Pile-Spellman J, *et al*: Epidemiology and natural history of arteriovenous malformations. *Neurosurg Focus* 11: e1, 2001
33) Starke RM, Kano H, Ding D, *et al*: Stereotactic radiosurgery for cerebral arteriovenous malformations: evaluation of long-term outcomes in a multicenter cohort. *J Neurosurg* 126: 36-44, 2017
34) Takeda Y, Kin T, Sekine T, *et al*: Hemodynamic analysis of cerebral AVMs with 3D phase-contrast MR imaging. *AJNR Am J Neuroradiol* 42: 2138-2145, 2021
35) Tanigaki T, Kato S, Azuma M, *et al*: Coronary flow reserve evaluated by phase-contrast cine cardiovascular magnetic resonance imaging of coronary sinus: a meta-analysis. *J Cardiovasc Magn Reson* 25: 11, 2023
36) Terada M, Takehara Y, Isoda H, *et al*: Low WSS and high OSI measured by 3D cine PC MRI reflect high pulmonary artery pressures in suspected secondary pulmonary arterial hypertension. *Magn Reson Med Sci* 15: 193-202, 2016
37) van Ooij P, Guédon A, Marquering HA, *et al*: k-t BLAST and SENSE accelerated time-resolved three-dimensional phase contrast MRI in an intracranial aneurysm. *MAGMA* 26: 261-270, 2013
38) Wegner RE, Oysul K, Pollock BE, *et al*: A modified radiosurgery-based arteriovenous malformation grading scale and its correlation with outcomes. *Int J Radiat Oncol Biol Phys* 79: 1147-1150, 2011
39) Wu C, Ansari SA, Honarmand AR, *et al*: Evaluation of 4D vascular flow and tissue perfusion in cerebral arteriovenous malformations: influence of Spetzler-Martin grade, clinical presentation, and AVM risk factors. *AJNR Am J Neuroradiol* 36: 1142-1149, 2015
40) Wymer DT, Patel KP, Burke WF 3rd, *et al*: Phase-Contrast MRI: Physics, Techniques, and Clinical Applications. *Radiographics* 40: 122-140, 2020
41) Yamashita S, Isoda H, Hirano M, *et al*: Visualization of hemodynamics in intracranial arteries using time-resolved three-dimensional phase-contrast MRI. *J Magn Reson Imaging* 25: 473-478, 2007

要　旨

脳動静脈奇形
―Phase contrast MRI を基盤とした血流解析から読み取る未来―

長谷川洋敬，武田　康寛，新谷　祐貴，梅川　元之，小泉　聡
金　太一，鈴木　雄一，関根　鉄朗，齊藤　延人

脳動静脈奇形(arteriovenous malformation：AVM)は出血性脳卒中の原因となるため治療が望まれる一方，特に未破裂AVMの治療は高難度のものとなる．このため，自然歴を予測することで破裂しやすいAVMを特定し，効率的に治療することが予後改善につながり得る．他方，定位放射線治療(stereotactic radiosurgery：SRS)はAVMに対する低侵襲な標準治療の1つであるが，効果は即時的ではなく，待機期間中の出血という問題が残るため，治療後の閉塞・非閉塞を予測することができれば，効果的に追加治療につなげることができる．phase contrast magnetic resonance imaging(PCMRI)はphase shift，つまり極性の異なる2つの磁場をかけることに伴う位相差を利用する撮像法であり，非侵襲的な定量的流速評価法として活用されている．本総説ではAVMの血流解析と出血ならびに治療反応性の関連をテーマに，当院にて行ったPCMRIベースの血流解析に基づく3つの研究を踏まえ，世界における現状をまとめた．PCMRIは，特に近年の技術的進歩により臨床応用へのハードルが低下しており，AVMにおける個別リスクの見極めや治療戦略の最適化に貢献すると期待される．

脳卒中の外科 **52**: 254～257，2024

総　説

AI 技術により最適化された脳血管内治療計画プログラムと遠隔治療支援システム化による医療エコシステムの開発

石橋　敏寛[1]，村山　雄一[1]，藤村宗一郎[2,3]，風間　正博[4]
竹下　康平[3]，大石　英則[5]，髙橋　　翔[6]，小柴　稔輝[7]

Development of Systematizing Neuroendovascular Surgical Planning of Skilled Surgeon Using AI Technology

Toshihiro Ishibashi, M.D.[1], Yuichi Murayama, M.D.[1], Soichiro Fujimura, Ph.D.[2,3], Masahiro Kazama[4], Kohei Takeshita, Ph.D.[3], Hidenori Oishi, M.D., Ph.D.[5], Sho Takahashi, Ph.D.[6], and Toshiki Koshiba[7]

[1]Department of Neurosurgery, The Jikei University School of Medicine, [2]Department of Mechanical Engineering, Tokyo University of Science, [3]Division of Innovation for Medical Information Technology, The Jikei University School of Medicine, [4]Allm Inc Telemedical Business Department, [5]Department of Neuroendovascular Therapy, Juntendo University, Faculty of Medicine, [6]Clinical Research Support Center, The Jikei University School of Medicine, Tokyo, and [7]Graduate School of Science and Technology, Department of Industrial and Systems Engineering, Tokyo University of Science, Chiba, Japan

Summary: This study aimed to reform supply chain management in the field of neuroendovascular treatment. In endovascular treatment, expensive equipment such as microcatheters, coils, and stents are used once for each patient. Moreover, the surgeon learning curve is steep. As learning opportunities are rare in general facilities, treatment is often performed with the support of supervising surgeons from other hospitals. From a medicoeconomic perspective, the unnecessary inventory of treatment equipment and disposal costs due to sterilization are ultimately added to product costs. Additionally, devices are stored in small quantities at many hospitals and scattered across multiple vendor warehouses. Therefore, is difficult to quickly and accurately deliver equipment to hospitals for surgery. This study aimed to construct a system that uses artificial intelligence (AI) and telemedicine technologies to support treatment planning during neuroendovascular treatment, reduce physician workload, and improve medicoeconomics. Many treatment databases of two facilities will be used for AI analysis of device selection and surgical guidance. This information will be used to create a treatment planning support program ("AI system") that will enable even inexperienced doctors to select appropriate devices. The telemedicine platform uses the Join mobile communication app, which has already been introduced to over 1,000 facilities in Japan and overseas. Using the app's telemedicine system, it is now possible for senior supervising surgeons to provide remote guidance to inexperienced surgeons, thereby reducing the labor burden on doctors and providing highly medically and economically effective treatments.

Key words:
- endovascular surgery
- supply chain management
- telemedicine
- artificial intelligence
- coil

Surg Cereb Stroke (Jpn) 52: 254–257, 2024

[1]東京慈恵会医科大学　脳神経外科学講座，[2]東京理科大学　工学部　機械工学科，[3]東京慈恵会医科大学　先端医療情報技術研究部，[4]アルム株式会社　遠隔医療事業部，[5]順天堂大学大学院医学研究科　脳血管内治療学講座，[6]東京慈恵会医科大学　臨床研究支援センター，[7]東京理科大学　創域理工学研究科　経営システム工学専攻（受稿日　2023. 10. 17）（脱稿日　2024. 4. 23）〔連絡先：〒105-8461　東京都港区西新橋 3-25-8　東京慈恵会医科大学　脳神経外科学講座　石橋敏寛〕［Address correspondence: Toshihiro Ishibashi, M.D., Department of Neurosurgery, The Jikei University School of Medicine, 3-25-8 Nishi-shinbashi, Minato-ku, Tokyo 105-8461, Japan］

はじめに

脳血管内治療のデバイスは選択肢の幅が広く，同様の器材が多種のメーカーから提供されていることから，術者の好みと経験値に基づいて選択されることが多い．ある程度の経験を有する術者であれば悩むことなく選択するが，経験が浅い術者には，選択基準がなく，他施設の経験や学会・研究会などの情報をもとに試行錯誤しながら自身のスタイルをつくり上げることが多い．自施設に経験豊富な上級医が存在すれば問題ないが，そうでない場合には，この試行錯誤のプロセスは器材使用過多や廃棄器材の問題を生じやすく，医療資源的にも損失が大きい事象である．また，手術にかかわる器材メーカー，流通にかかわるディーラーなどにおいても過剰な器材準備のための運送の問題，不使用器材の廃棄コスト問題があり，さまざまな分野への影響が考え得る．術者の器材選定は，術者自身が考えているより広い関連分野に影響を及ぼしている．今後の医療経済を取り巻く環境を考えた場合，不用な医療資源の浪費は可能なかぎり避けるべきであると考える．本研究はこれら脳血管内治療にかかわる器材選定を，過去の経験値の集積データに対するAI解析をもとに，治療経験の浅い術者でも，より適切に行えるようにすることを目的とした(**Fig. 1**)．

開発概要

1. データ収集およびクリーニング

東京慈恵会医科大学および順天堂大学で構築するデータベース(DB)にて整備すべきデータの必要項目を検討し，既存データベース(DB)のフォーマット整備による統一DBの構築を行った．その後，デバイス予測への影響が大きい27項目のデータ収集を優先的に着手し，データクリーニングと絞り込み条件の緻密化を行い解析した．

対象は，東京慈恵会医科大学附属病院において2004年から2021年までに脳血管内治療を施行した症例のうち2,238件，順天堂大学において2003年から2021年までに脳血管内治療を施行した症例のうち1,920件である．本研究は東京慈恵会医科大学倫理委員会により承認を得て実施した〔受付番号34-042(11187)〕．

2. AIアルゴリズムの構築

データクリーニングが完了したデータを順次活用し，脳血管内治療のデバイス選定が可能なAIアルゴリズムのプロトタイプ構築を行った．1本目に留置するコイル(以下，1stコイル)のサイズおよび長さを予測可能なアルゴリズム開発では，Linear Regression，Support Vector Machine(SVR)，RandomForest，Gradient Boosting Regressor，Multi Layer Regressorなどのモデルを用いて検討を行った．学習用データセットに対して各種アルゴリズムを適用し，10分割交差検証の結果から得られた予測に対する二乗平均平方根誤差(root mean square error：RMSE)および決定係数(R^2)から，SVRおよびRandomForestによる学習アルゴリズムが最適であるとの結果が示唆された．

3. 治療計画システム開発

脳血管内治療のワークフローを踏まえたシステム連携の構築とプロトタイプ作成，事業化のデザインと実証を開始した．医療コミュニケーションアプリ「Join」と連携した治療計画システムの操作の流れ，システム要件を確認し，それに基づく，画面遷移と画面デザインを確認できるプロトタイプ機を作成した．

考　　察

1. 脳動脈瘤塞栓術における器材選択と手術の安全性

脳血管内治療による脳動脈瘤塞栓術の成功において重要な要素の1つは，コイルのサイズ選択である．コイルは正円の螺旋形状を基本構造として立体的な形状が構成されているが，脳動脈瘤は球体ではなく不整形である．そのため，いかに不整な球体の脳動脈瘤に隙間なく充填するかという点が課題となる．一方，コイルの選択には「径」だけではなく，「長さ」の選択も必要になる．同じ径でも数種類の長さのコイルが存在する．これらに加え，コイルの硬さの選択が数種ある．さらには医療機器企業が数社存在し，各社からコイルが提供されている．このように多数の選択肢があり，術者は脳動脈瘤の形状と手術状況および好みによってコイルを選択している．選択肢の幅はコイルだけに留まらず，マイクロカテーテル，ガイディングカテーテル，マイクロバルーン，ステントなどの選別も必要となり，脳血管内治療医が脳動脈瘤塞栓術を成功させるためには，技術のみならず「器材の選択」も大切な技術の1つである．コイルの保険償還価格は電気離脱式で11万8,000円であるが，サイズが不適であることを理由にコイルを1本使用しない場合，この金額が無駄になる．これは，脳血管内治療にかかわるさまざまな器材に起こり得ることであり，貴重な医療資源の損失につながる．

手術安全性という観点から，適正サイズより大きいコイルを使用することは，手技中の脳動脈瘤穿孔などの危険性を高める．また，不適正な選択による手術時間の延長は，放射線被曝，造影剤使用など患者の不利益にもつながる．これらを総合的に考えると，器材選択の適正化は手術安全に大きく関与する．

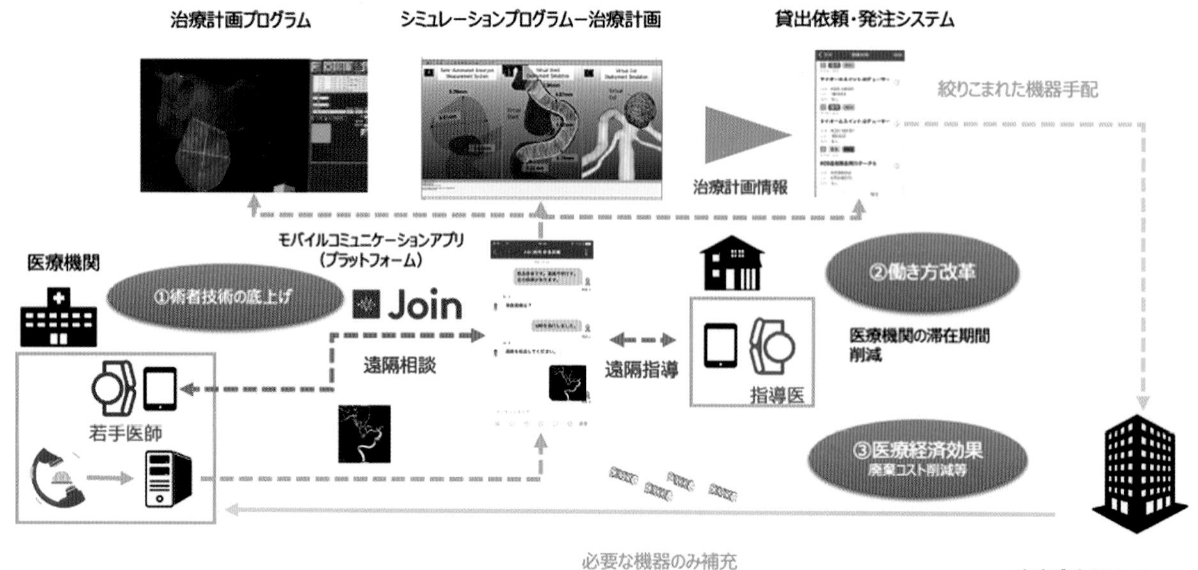

Fig. 1 Study overview.

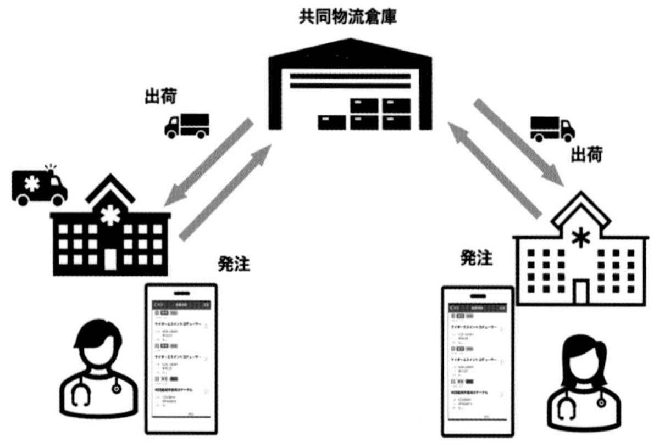

Fig. 2 Medical equipment ordering system that uses a joint distribution warehouse.

2. 適切な器材の選択および管理の効率化

適正な医療器材の選択は，医療器材の製造・在庫管理・流通・販売などのサプライチェーンに大きくかかわる．1例の脳血管内治療を行うにあたり，結果として使用しない大量の器材の準備が行われている．一般的に，病院はディーラーから器材の貸し出しを受け，手術室・検査室に配置される．しかしながら，手術症例が多くない場合，もしくはあまり使用頻度が高くない器材などは滅菌期限切れが生じやすくなる．このような理由から，医療機器製造側は常に不動在庫の問題を抱えている．このような器材の製造・流通・在庫管理にかかわる費用は，巡り巡って商品の価格に転嫁されることになり，医療器材の価格，ひいては保険償還価格に上乗せされ，われわれが支払う医療費に計上されることになる．これらを避けるためにも適正な器材選択は必要である．近年では，radio frequency identification (RFID) を医療機器や消耗品の追跡に適用すると，病院の効率が向上し，コストが削減され，サービスの品質が向上することが示唆されている[2)]．

3. 物流改革による新たな医療経済効果への期待

現在医療器材の物流を構成しているのは，医療機器を開発，製造する「製造業者」，販売・在庫管理を行う「販売業者」，使用者である「病院」の三者である．医療機器はこの三者間で動いているが，その間に医療機器管理を行う「物流倉庫」が存在する．販売業者と病院は契約を締結しており，それぞれの病院で異なる販売業者が介在している．そのため，物流の流れは「病院が契約している販売業者が保有する」物流倉庫と病院の間で器材の搬出入が行われる．これによる搬送の距離・コスト・時間は，倉庫と病院の間の地理的な位置関係に大きく依存していることになる．別の視点からみれば，仮に契約販売業者以外の倉庫が，病院により近い場所にあっても，わざわざ遠いところから搬送が行われているというのが現状である．そのために費やしているコストと時間は膨大である．また，緊急手術症例などで急に器材が必要になる場合でも，契約販売業者の遠い倉庫から病院に搬送せざるを得ない状況が発生する．これは時間の浪費につながることとなる．医療業界でも働き方改革が叫ばれている現状で，矛盾する事象である．こういった問題を解決するのは，「共同物流倉庫」という考え方である(**Fig. 2**)．製造業者・販売業者という垣根を越えて，地域ごとに拠点倉庫を設ける．そうすれば，上述のような物流の無駄を解消することが期待できる．もちろん，この共同物流倉庫の管理運営などの問題は未解決であるため今後の課題である．

4. 労務軽減

本研究により医師，医療従事者の労務時間の軽減を図る．適正な治療計画の一助として本アプリケーションを活用することにより，手術前のシミュレーションの時間が軽減される．また，指導者側からすると，遠隔指導・治療が可能になる．夜間などの緊急手術の際に，常に指導的医師が現場で対応することは困難である．本システムを使用し現場の医師と同様の目線で症例を検討することが可能になれば，こういった問題の解決につながる．また，脳血管内治療にかかわる販売業者などを含めたコメディカルの労務軽減には大いに役立つ．現在は緊急手術に対応して器材準備を行うため，常にオンコールのような状況が存在する．本システムの活用によって，必要器材準備と発注がオンラインになることは，このような周辺の関係者にとっては大きな利点となると思われる．

結　　語

新たに開発をする適正な器材選択のための治療計画システムは，医療技術の向上および安全に寄与するのみならず，労務軽減にも大きく貢献する．

本論文は，第52回日本脳卒中の外科学会学術集会（2023年3月，横浜）において講演した内容の一部である．

利益相反開示

著者全員は日本脳神経外科学会へのCOI自己申告を完了しています．本論文の発表に関して開示すべきCOIはありません．

資金援助

本研究はAMEDの課題番号JP22he2202012h0001の支援を受けた．

文　　献

1) Coustasse A, Tomblin S, Slack C: Impact of radio-frequency identification（RFID）technologies on the hospital supply chain: a literature review. *Perspect Health Inf Manag* 1d. eCollection, 2013
2) Kim C, Kim HJ: A study on healthcare supply chain management efficiency: using bootstrap data envelopment analysis. *Health Care Manag Sci* 22: 534–548, 2019
3) Takao H, Sakai K, Mitsumura H, *et al*: A smartphone application as a telemedicine tool for stroke care management. *Neurol Med Chir*（Tokyo）61: 260–267, 2021

要　　旨

AI技術により最適化された脳血管内治療計画プログラムと遠隔治療支援システム化による医療エコシステムの開発

石橋　敏寛，村山　雄一，藤村宗一郎，風間　正博，竹下　康平，大石　英則，高橋　　翔，小柴　稔輝

本研究は脳血管内治療領域におけるsupply chain management[1]の変革を行うことが目的である．脳血管内治療では，マイクロカテーテル，コイル，ステントといった高額な器材を疾患ごとに選択して治療を行う．治療現場の問題点としては，習熟した術者として経験を積むまでの時間は長く，一方，一般的な施設では経験数が多くないため，他院の上級医（指導医）の支援で治療を進めざるを得ないことも多くある．また医療経済的な側面では，治療器材の不要在庫や，滅菌切れによる廃棄コストが，最終的には製品コストに上乗せされるという問題がある．これに加え，治療器材が，多数の病院に少量ずつ保管され，かつ複数の業者倉庫に散在して保管されている．そのため手術で必要とされている病院に，迅速かつ的確に器材を届けることが困難であるという問題がある．

本研究では，脳血管内治療時の治療計画支援においてAI技術および遠隔医療技術を用いて，医師業務負担の軽減および医療経済を改善するシステムの構築を行う．デバイス選択と手術指導のAI解析には2施設で経験した多数の治療データベースを解析する．これにより，経験が少ない医師でも適切なデバイス選択が可能となる治療計画支援プログラムを作成する．遠隔医療プラットフォームは，すでに国内外1,000施設超に導入されているモバイルコミュニケーションアプリ「Join」[3]を利用する．同アプリの遠隔医療システムを利用し，遠隔にいる指導上級医による現場の医師に対する手術指導が可能になり，医師の実質的労働負担を軽減し，医療経済的にも有効性の高い治療の提供が実現できる．

脳卒中の外科 **52**: 258～264，2024

原　著

くも膜下出血後の脳血管攣縮予防における クラゾセンタンの初期治療経験

渡邊　亨[1]，荒木　芳生[1,3]，宇田　憲司[1,3]，家永　惇平[1]，加藤　信靖[1]
礒澤佑一郎[1]，酒井　洋輔[1]，塚田　哲也[1]，石川　隆之[1]，坂本　悠介[1]
村岡　真輔[2]，永谷　哲也[1]，関　行雄[1]，齋藤　竜太[3]

Initial Treatment Experience with Clazosentan for Cerebral Vasospasm after Subarachnoid Hemorrhage

Toru WATANABE, M.D.[1], Yoshio ARAKI, M.D., Ph.D.[1,3], Kenji UDA, M.D., Ph.D.[1,3], Junpei IENAGA, M.D.[1], Nobuyasu KATO, M.D.[1], Yuichiro ISOZAWA, M.D.[1], Yosuke SAKAI, M.D.[1], Tetsuya TSUKADA, M.D., Ph.D.[1], Takayuki ISHIKAWA, M.D., Ph.D.[1], Yusuke SAKAMOTO, M.D., Ph.D.[1], Shinsuke MURAOKA, M.D., Ph.D.[2], Tetsuya NAGATANI, M.D., Ph.D.[1], Yukio SEKI, M.D., Ph.D.[1], and Ryuta SAITO, M.D., Ph.D.[3]

[1]Department of Neurosurgery, Japanese Red Cross Aichi Medical Center Nagoya Daini Hospital, Nagoya, [2]Kariya Toyota General Hospital, Kariya, and [3]Department of Neurosurgery, Nagoya University Graduate School of Medicine, Nagoya, Aichi, Japan

Summary: Clazosentan is used to suppress the onset of cerebral vasospasm, delayed cerebral ischemia (DCI), and new cerebral infarctions after subarachnoid hemorrhage. Here we retrospectively examine our initial experience using this drug in our department. Evaluation items included patient background factors, clinical characteristics, spasms on imaging, DCI/new cerebral infarction, complications associated with fluid retention, and other complications. Thirty-two patients were included; among them, clazosentan was administered to 25. In the clazosentan group, 10 patients (31%) exhibited spasms on imaging, one (4%) experienced DCI, and four (16%) had a new cerebral infarction. Complications associated with fluid retention occurred in 13 patients (52%). Although differences were observed in the phase III study in patient background factors, clinical characteristics, and concomitant medications, clazosentan effectively prevented DCI and new cerebral infarctions. Additional cases should be examined to establish an ideal body fluid management protocol.

Key words:
- clazosentan
- delayed cerebral ischemia
- fluid retention

Surg Cereb Stroke (Jpn) 52: 258-264, 2024

はじめに

脳血管攣縮（スパズム）は，くも膜下出血罹患患者の予後の悪化をきたし得る重要な要因の1つである[7]．スパズムを有する患者の約40％が遅発性虚血性神経脱落症状を発症し，さらに約50％が遅発性脳虚血（delayed cerebral ischemia：DCI）を呈する[2)14)]．スパズムに対する薬物療法としては，ファスジル，シロスタゾール，オザグレル，ス

[1]日本赤十字社愛知医療センター名古屋第二病院　脳神経外科，[2]刈谷豊田総合病院脳神経外科，[3]名古屋大学大学院医学系研究科　脳神経外科（受稿日　2023. 11. 28）（脱稿日　2024. 3. 27）〔連絡先：〒466-8650　愛知県名古屋市昭和区妙見町2-9　日本赤十字社愛知医療センター名古屋第二病院　脳神経外科　荒木芳生〕［Address correspondence: Yoshio ARAKI, M.D., Ph.D., Department of Neurosurgery, Japanese Red Cross Aichi Medical Center Nagoya Daini Hospital, 2-9 Myoken-cho, Showa-ku, Nagoya, Aichi 466-8650, Japan］

タチンなどが使用されてきた[5)11)]．一方，スパズムの発生には内因性血管収縮物質であるエンドセリン-1の濃度上昇とエンドセリンA受容体の高度発現が関与していることが示唆されてきた[6)12)]．クラゾセンタンは選択的エンドセリンA受容体拮抗薬であり，エンドセリンを介したスパズムの発生を抑制する薬剤として開発された[13)]．その後，クラゾセンタンの有効性と安全性を評価するために，いくつかの試験が実施された[4)8)9)]．最近，日本人のくも膜下出血患者を対象としたプラセボ対照無作為化二重盲検試験が実施され，スパズムに関連した新規脳梗塞，遅発性虚血性神経脱落症状および原因を問わない死亡のうち1つ以上が発現する割合をクラゾセンタンが有意に低下させることが示された[3)]．その結果，2022年4月より実臨床で使用が開始されたが，その使用報告は1編のみである[10)]．そこで本研究では，当院にて外科治療を施行したくも膜下出血全症例を対象に，クラゾセンタンにおけるスパズムの予防効果について調査した．また，クラゾセンタン使用下での特有の合併症と適切な体液バランス管理についても検討した．

方　法

当院において2022年4月から2023年4月までの間に破裂脳動脈瘤に対して，開頭クリッピング術またはコイル塞栓術が施行された全症例を対象とした．スパズム治療薬はクラゾセンタン単剤かクラゾセンタンとファスジルを含むほかの薬剤との併用，またはファスジルとほかの薬剤との併用療法が選択された．基本的には年齢を問わずにクラゾセンタンを第一選択とするが，神経原性肺水腫を呈している場合や昇圧剤を用いて血圧が維持されている症例は他剤が使用された．患者背景として，年齢，基礎疾患，喫煙・飲酒の有無，動脈瘤の部位，術式，クラゾセンタン以外の併用薬の有無，Hunt and Kosnik(H-K)分類，World Federation of Neurosurgical Societies(WFNS) 分類，Fisher分類を調査した．画像上のスパズム，DCI，新規脳梗塞および退院時modified Rankin Scale(mRS) score≦2の割合を有効性評価項目とした．クラゾセンタン使用群では，体液貯留合併症，使用中止にいたった重大な合併症のほか，軽微な合併症も調査対象とした．体液貯留合併症あり・なしの各群における術中・術後14日間のin-outバランスと尿量についても比較した．バランスの計算には，輸液，食事水分量，水分経口摂取量，髄液ドレナージ量，尿量を含めた．さらに，体液貯留合併症の有無と有効性評価項目の発生頻度との関連について調査した．体液貯留合併症は，胸水，肺水腫，脳浮腫や血液希釈を伴う低ナトリウム血症と定義した．画像上のスパズムの有無は主治医以外の専門医により，34%以上の狭窄をスパズムありと判断した．観察者間の一致度はκ係数を用いて評価した．Glasgow Coma Scale 2点以上の低下，もしくはNational Institutes of Health Stroke Scale 2点以上の上昇に相当する病状悪化をDCIと定義した．独立した連続変数の群間比較にはMann-Whitney U検定を使用し，質的変数の比較にはχ^2検定を用いて統計学的に検証した．

Table 1 Patients characteristics of this study

	Clazosentan group [n, (%)]	Clazosentan non-use group [n, (%)]
Number of patients	25	7
Mean age	63.1 ± 13.4	51.3 ± 11.1
Male	8 (32)	5 (71)
HTN/HL/DM	13 (25)	4 (57)
Smoking habit	5 (20)	3 (43)
Alcohol intake	7 (28)	3 (43)
Aneurysm location		
Anterior circulation	24 (96)	4 (57)
Posterior circulation	1 (4)	3 (43)
Surgical procedure		
Clipping	17 (68)	2 (29)
Coiling	8 (32)	5 (71)
Concomitant drugs		
Antiplatelets	17 (68)	7 (100)
Statin/EPA	15 (60)	5 (71)
Fasudil	12 (48)	–
H-K Grade		
G 1	11 (44)	1 (14)
G 2	6 (24)	4 (58)
G 3	5 (20)	1 (14)
G 4	3 (12)	0 (0)
G 5	0 (0)	1 (14)
WFNS Grading		
I	10 (40)	1 (14)
II	7 (28)	3 (43)
III	1 (4)	1 (14)
IV	5 (20)	1 (14)
V	2 (8)	1 (14)
Fisher Group		
Group 1	2 (8)	1 (14)
Group 2	11 (44)	3 (43)
Group 3	8 (32)	1 (14)
Group 4	4 (16)	2 (28)

HTN: hypertension, HL: hyperlipidemia, DM: diabetes mellitus, EPA: icosapent acid, H-K: Hunt and Kosnik, WFNS: World Federation of Neurosurgical Societies

結　果

結果の詳細を **Table 1** に示す．対象症例は32症例で，ク

Table 2 Spasm treatment effect in clazosentan use group and non-use group

	Clazosentan group [n, (%)]	Clazosentan non-use group [n, (%)]
Spasm on imaging	10 (31)	2 (29)
DCI	1 (4)	0 (0)
New cerebral infarction	4 (16)	0 (0)
mRS ≦ 2 on discharge	18 (72)	6 (86)

DCI: delayed cerebral ischemia, mRS: modified Rankin Scale

Table 3 Complications in the clazosentan group

Fluid retention complications [n, (%)]	13 (52) Pleural effusion/pulmonary edema: 8 (32) Hyponatremia: 2 (8) Intestinal edema: 1 (4)
Serious complications leading to discontinuation of clazosentan	2 (8) ARDS: 1 (4) Strangulation ileus: 1 (4)
Minor complications	10 (40) DVT: 3 (12) Nasal congestion: 3 (12) Phlebitis/cholecystitis: 1 (4) Pneumonia: 3 (12)

ARDS: acute respiratory distress syndrome, DVT: deep venous thrombosis

Table 4 Relationship between fluid retention complications and fluid counts in clazosentan group

Fluid retention complications	Positive	Absent	p value
Number of patients [n, (%)]	13 (52)	12 (48)	
Intraoperative in-out balance (mean ± SD)	1,783 ± 1,629	1,317 ± 1,016	0.87
In-out balance for 14 days after surgery (mean ± SD, ml/day)	12 ± 522	566 ± 242	0.0035*
Urine output for 14 days after surgery (mean ± SD, ml/day)	2,211 ± 739	1,646 ± 661	0.09

SD: standard deviation, * $p<0.05$ (Mann-Whitney U test)

ラゾセンタン使用群25例，クラゾセンタン非使用群7例であった．平均年齢はそれぞれ63.1±13.4歳，51.3±11.1歳であった．クラゾセンタン使用群においては開頭クリッピング術を17例(68%)，コイル塞栓術を8例(32%)で施行していた．クラゾセンタンとファスジルは12例(48%)で併用されていた．スパズムとDCI，新規脳梗塞および退院時mRS scoreの結果を**Table 2**に示す．クラゾセンタン使用群/非使用群において画像上スパズムは10例(31%)/2例(29%)(κ=0.68)，DCIは1例(4%)/0例(0%)，新規脳梗塞は4例(16%)/0例(0%)に認められた．退院時mRS score≦2の割合はそれぞれで18例(72%)と6例(86%)あった．クラゾセンタン使用群における合併症について**Table 3**に示す．胸水や腸管浮腫などの体液貯留合併症が13例(52%)に認められた．急性呼吸窮迫症候群や絞扼性イレウスなどの重大な合併症は2例(8%)に伴っていた．鼻閉感など軽微な合併症は10例(40%)に認められた．体液貯留合併症あり(13例)・なし(12例)の各群における術中・術後14日間のin-outバランス(日ごと，平均値)と術後14日間の1日平均尿量の結果を**Table 4**に示す．術中in-outバランスは体液貯留合併症を認めた群で1,783±1,629 ml，なかった群で1,317±1,016 mlで有意差を認めなかった(p=0.87)．術後14日間のin-outバランスにおいて，体液貯留合併症を認めた群では平均12±522 ml，体液貯留合併症がなかった群では平均556±242 mlであり，体液貯留合併症がなかった群のほうが有意にプラスバランスであった(p=0.0035)．また，術後の尿量に関してもそれぞれ平均2,211±739 ml，1,646±661 mlであり，有意差はないものの体液貯留合併症がない群のほうが尿量は少ない傾向にあった(p=0.09)．体液貯留合併症と有効性評価項目の関連について**Table 5**に示す．体液貯留合併症の生じた群と生じなかった群において，画像上のスパズムはそれぞれ5例(39%)と8例(67%)，DCIは1例(7%)と

Table 5 Relationship between fluid retention complications and spasm

Fluid retention complications	Positive [n, (%)]	Absent [n, (%)]	p value
Number of patients	13 (52)	12 (48)	
Spasm on imaging	5 (39)	8 (67)	0.16
DCI	1 (7)	0 (0)	0.3
New cerebral infarction	3 (23)	1 (8)	0.32
mRS ≦ 2 on discharge	12 (92)	6 (50)	0.38

DCI: delayed cerebral ischemia, mRS: modified Rankin Scale, SD: standard deviation

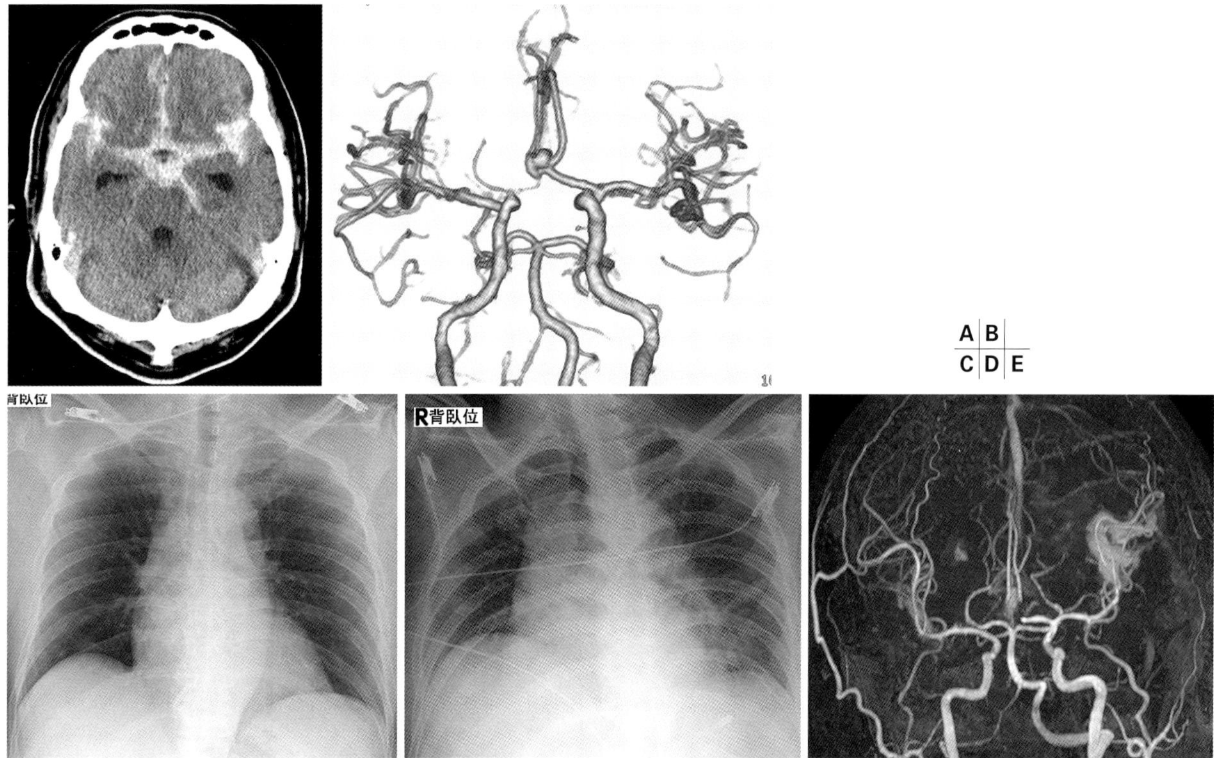

Fig. 1 Representative case 1. A 64-year-old man with an Hunt and Kosnik (H-K) Grade II and World Federation of Neurosurgical Societies (WFNS) Grade III subarachnoid hemorrhage.
A: Computed tomography (CT) on admission showing a Fisher group III subarachnoid hemorrhage.
B: CT angiography showing an aneurysm of the anterior communicating artery.
C: Chest radiograph taken on admission showing no pleural effusion or other fluid retention.
D: Chest radiograph taken at 7 days postoperative with clazosentan showing decreased permeability in the bilateral lung fields and pleural effusion.
E: Postoperative magnetic resonance angiography (MRA) image showing cerebral vasospasm in the left middle cerebral artery.

0例(0%)，新規脳梗塞は3例(23%)と1例(8%)に認められた．退院時mRS score≦2の割合はそれぞれで12例(92%)と6例(50%)であった．有効性評価項目の発生頻度には有意差を認めなかったが，mRS score≦2の割合は体液貯留合併症の生じなかった群で高値の傾向にあった(p＝0.38)．

代表症例

〈症例1〉 64歳，男性.

頭痛にて発症し前交通動脈瘤破裂によるくも膜下出血(H-K Grade 2，WFNS Grade Ⅲ，Fisher Group 3)を認めたため(**Fig. 1A, B**)，発症同日に開頭クリッピング術を施行した．本症例における術中in-outバランスは＋2,490 mlのプラスバランスであった．術後1日目よりクラゾセンタ

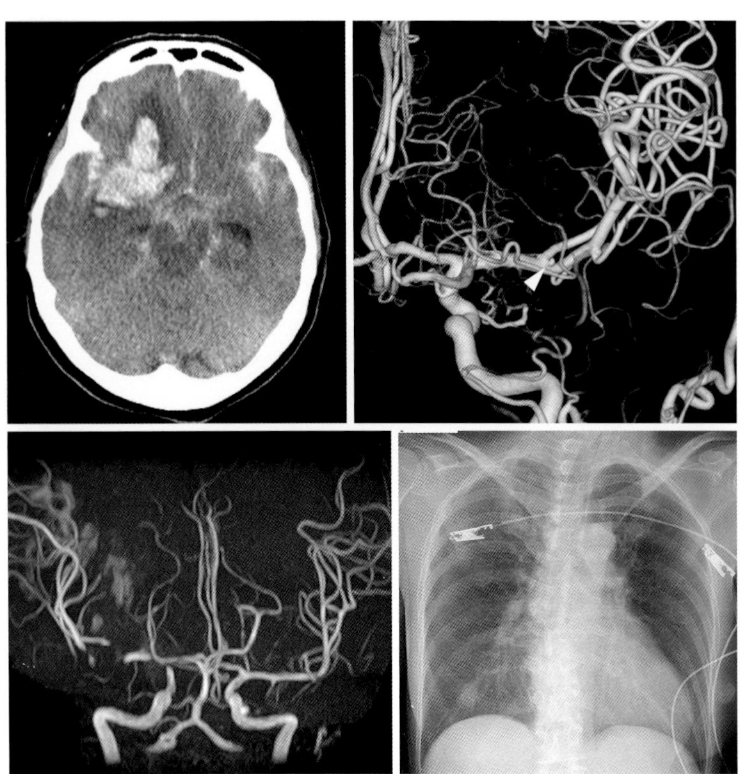

Fig. 2 Representative case 2. A 53-year-old woman with Hunt and Kosnik (H–K) Grade IV and World Federation of Neurosurgical Societies (WFNS) Grade IV subarachnoid hemorrhage.
A: Computed tomography (CT) image taken on admission showing a Fisher Group IV subarachnoid hemorrhage.
B: Angiography image showing a middle cerebral artery aneurysm (arrowhead).
C: Postoperative magnetic resonance angiography (MRA) showing no apparent cerebral vasospasms.
D: Chest radiograph obtained using clazosentan showing no pleural effusion or pulmonary edema.

ンの使用を開始した．入院時と経過中の胸部X線像を**Fig. 1C, D**に示す．術後7日目には肺炎と胸水の悪化により呼吸状態の悪化をきたしたため酸素投与を要した．利尿薬の投与を行い呼吸状態が改善したためクラゾセンタンの使用中止や挿管管理まではいたらなかった．第7病日に左中大脳動脈のスパズムが認められた(**Fig. 1E**)が，DCIや新規脳梗塞を生じることはなく経過した．術後2週間の平均in-outバランスは+461 mlだった．軽度の見当識障害が残存したためmRS 3でリハビリテーション病院へ転院となった．

〈症例2〉 53歳，女性．

突然の意識障害にて発症し，中大脳動脈瘤破裂によるくも膜下出血を認めた(H-K Grade 4，WFNS Grade Ⅳ，Fisher Group 4)ため(**Fig. 2A, B**)，発症同日に開頭クリッピング術を施行した．術中in-outバランスは+330 ml，術後1日目のin-outバランスは+635 mlであった．クラゾセンタン使用前までに25%アルブミン製剤50 mlとフロセミド40 mgの静脈投与を行い，約1,200 mlの反応尿が得られた．クラゾセンタンは術後2日目より投与を開始した．その後スパズム，DCIや新規脳梗塞を生じることなく経過した(**Fig. 2C**)．クラゾセンタン使用中，胸水や体液貯留合併症は生じなかった(**Fig. 2D**)．術後2週間の平均in-outバランスは+611 mlだった．左上下肢に重度の麻痺を認めたためmRS 4でリハビリテーション病院へ転院となった．

考　察

クラゾセンタン導入後約1年間の実臨床データを収集・評価した．その結果，クラゾセンタン使用群での画像上のスパズムが10例(31%)，DCIが1例(4%)，新規脳梗塞が4例(16%)で発生していた．これらの結果は第Ⅲ相試験と同等の成績と考えられた[3)]．本研究においてWFNS Grade ⅤやFisher Group 4も含まれていたことを考慮すれば，クラゾセンタンによるDCIや新規脳梗塞に対する予防効果は軽症例だけでなく重症例においても発揮される可能性も示唆された．なお，クラゾセンタン非使用群は使用群と比較して有効性評価項目において良好な結果を示した．**Table 1**に示すように非使用群におけるくも膜下出血の重症度が使用群と比較して軽症であったことが影響した可能性がある．

クラゾセンタンの使用においては体液貯留合併症の発生に注意を要することは事前から認識していた[3)8)9)]．実際，われわれの施設においては13/25症例(52%)で体液貯留合併症が生じた．これはクラゾセンタン導入前までのスタンダードであったプラスバランスでの体液管理を行う傾向があったためと考えられた．体液貯留合併症は，マイナスバランスでの体液管理を許容する方針へプロトコルを変更することで減少に転じた．

われわれのシリーズにおいては，体液貯留合併症を伴った症例はなかった症例に比べて術後14日間のin-outバランスの平均値が少なく尿量が多かった(**Table 4**)．各症例のin-outバランスのトレンドを検証すると，合併症を認めた症例ではクラゾセンタン投与早期に大きくプラスバランスに傾き，利尿薬の投与によりその後は厳重にバランスが補正される傾向にあった．一方，合併症を認めなかった症例ではin-outバランス上，+500 ml/日程度で安定し，利尿薬の投与は不要であることが多かった．今回のシリーズにおいては，利尿薬の投与に対する反応が良好である症例が多く，そのために術後14日間の平均尿量は体液貯留合併症を認めた症例群で多くなったと推察した．われわれはこの経験により，クラゾセンタンの投与を開始する術後48時間以内，特に術中および術直後のin-outバランスが体液貯留合併症の発現へ影響しているものと考えた[10]．症例1のように術中のin-outバランスが+2,490 mlと顕著にプラスバランスである場合，術後胸水貯留により呼吸状態が悪化した．一方，症例2では術中in-outバランスは+330 ml，術翌日は+635 ml/日でプラスバランスの傾向であったため，アルブミン製剤と利尿薬の投与を行いバランス補正した後にクラゾセンタンの使用を開始したところ，体液貯留合併症を生じずに経過した．術中に過剰な輸液を行った場合，少なくとも術後6日間程度は，心不全や肺水腫などの合併症を引き起こしやすいと報告されている[1]．クラゾセンタンは薬理学的に血管拡張作用や血管透過性亢進作用をもつため[13]，術中および術後早期の過剰な輸液によるプラスバランスの状態のまま使用開始することで体液貯留をきたす可能性がある．また，ファスジルの併用はスパズムの発生率の減少にはいたらず，肺水腫の発生や不良な転帰と関連したと報告されている[10]．以上より，現在われわれの施設では，クラゾセンタンを使用する際の体液管理において以下の点に留意している．①循環血液量減少性ショックなどを除き術中，術後早期の過剰な輸液負荷は控える，②術後に自然利尿が得られにくい場合には利尿薬(状況によりアルブミン製剤を追加)を投与して過剰なプラスバランスを是正しておく，③クラゾセンタン投与中のin-outバランスは−500から+500 ml/日を目標とし，維持輸液は必要最小限またはなしとする．クラゾセンタンの投与が開始されれば，尿量は減少傾向となるため，過度なマイナスバランスとならないかぎり，最小限の維持輸液投与下でも有効循環血液量は維持されると考えている．当然，尿量が減少しても不感蒸泄や代謝水などによる体液減少は起こるため，体重などをモニターしながら適切な輸液や経管からの水分投与は行うべきである．

本研究ではクラゾセンタンの使用症例が少数であることと，ファスジルなどの併用症例が半数以上含まれていることより，クラゾセンタン単剤のスパズム予防効果や合併症を評価するには限界がある．また，クラゾセンタン使用前におけるin-outバランスの調整のみで使用開始後の体液貯留合併症の発生を完全に防げるとはいえない．クラゾセンタン投与下での適切な体液管理プロトコルを確立するためには，より多くの症例での使用経験が蓄積され，患者背景因子，臨床特性や併用薬などのベースラインを調整したうえでの再評価が必要と考えられる．

結　　語

当院におけるクラゾセンタン導入開始以降約1年間の初期経験について報告した．第Ⅲ相試験とは患者背景因子，臨床特性や併用薬の差異はあるもののDCIや新規脳梗塞の予防効果の有効性が示唆される結果であった．クラゾセンタン投与下での適切な体液管理プロトコルを確立するためには，さらなる症例の蓄積が必要と考えられる．

著者全員は日本脳神経外科学会へのCOI自己申告を完了しています．本論文に関して開示すべきCOIはありません．

文　　献

1) Crowley RW, Medel R, Kassell NF, *et al*: New insights into the causes and therapy of cerebral vasospasm following subarachnoid hemorrhage. *Drug Discov Today* 13: 254–260, 2008
2) de Oliveira JG, Beck J, Ulrich C, *et al*: Comparison between clipping and coiling on the incidence of cerebral vasospasm after aneurysmal subarachnoid hemorrhage: a systematic review and meta-analysis. *Neurosurg Rev* 30: 22–31, 2007
3) Endo H, Hagihara Y, Kimura N, *et al*: Effects of clazosentan on cerebral vasospasm-related morbidity and all-cause mortality after aneurysmal subarachnoid hemorrhage: two randomized phase 3 trials in Japanese patients. *J Neurosurg* 137: 1707–1717, 2022
4) Fujimura M, Joo JY, Kim JS, *et al*: Preventive effect of clazosentan against cerebral vasospasm after clipping surgery for aneurysmal subarachnoid hemorrhage in Japanese and Korean patients. *Cerebrovasc Dis* 44: 59–67, 2017
5) Hoh BL, Ko NU, Amin-Hanjani S, *et al*: 2023 Guideline for the management of patients with aneurysmal subarachnoid hemorrhage: a guideline from the American Heart Association/American Stroke Association. *Stroke* 54: e314–e370, 2023
6) Itoh S, Sasaki T, Asai A, *et al*: Prevention of delayed vasospasm by an endothelin ETA receptor antagonist, BQ-123: change of ETA receptor mRNA expression in a canine subarachnoid hemorrhage model. *J Neurosurg* 81: 759–764, 1994
7) Kassell NF, Torner JC, Jane JA, *et al*: The international cooperative study on the timing of aneurysm surgery part 2: surgical results. *J Neurosurg* 73: 37–47, 1990
8) Macdonald RL, Kassell NF, Mayer S, *et al*: Clazosentan to overcome neurological ischemia and infarction occurring after subarachnoid hemorrhage(CONSCIOUS-1): randomized,

double-blind, placebo-controlled phase 2 dose-finding trial. *Stroke* 39: 3015-3021, 2008

9) Macdonald RL, Higashida RT, Keller E, *et al*: Clazosentan, an endothelin receptor antagonist, in patients with aneurysmal subarachnoid haemorrhage undergoing surgical clipping: a randomised, double-blind, placebo-controlled phase 3 trial (CONSCIOUS-2). *Lancet Neurol* 10: 618-625, 2011

10) Muraoka S, Asai T, Fukui T, *et al*: Real-world data of clazosentan in combination therapy for aneurysmal subarachnoid hemorrhage: a multicenter retrospective cohort study. *Neurosurg Rev* 46: 195, 2023

11) 日本脳卒中学会脳卒中ガイドライン委員会：脳卒中治療ガイドライン 2021．東京，協和企画，2021，pp152-159

12) Seifert V, Löffler BM, Zimmermann M, *et al*: Endothelin concentrations in patients with aneurysmal subarachnoid hemorrhage. Correlation with cerebral vasospasm, delayed ischemic neurological deficits, and volume of hematoma. *J Neurosurg* 82: 55-62, 1995

13) 高橋修哉，田中宏明：エンドセリン受容体拮抗薬クラゾセンタンナトリウム(ピヴラッツ(R)点滴静注液 150 mg)の薬理学的特性及び臨床試験成績．日薬理誌 157: 464-473, 2022

14) Vergouwen MD, Vermeulen M, van Gijn J, *et al*: Definition of delayed cerebral ischemia after aneurysmal subarachnoid hemorrhage as an outcome event in clinical trials and observational studies: proposal of a multidisciplinary research group. *Stroke* 41: 2391-2395, 2010

要　旨

くも膜下出血後の脳血管攣縮予防におけるクラゾセンタンの初期治療経験

渡邊　亨，荒木　芳生，宇田　憲司，家永　惇平，加藤　信靖，礒澤佑一郎，酒井　洋輔
塚田　哲也，石川　隆之，坂本　悠介，村岡　真輔，永谷　哲也，関　行雄，齋藤　竜太

クラゾセンタンはくも膜下出血後のスパズムに伴う遅発性脳虚血(delayed cerebral ischemia：DCI)および新規脳梗塞の発症を抑制するために使用される新規薬剤である．この研究ではクラゾセンタンを使用した当科での約1年間の初期治療経験について調査した．評価項目は患者背景，臨床的特徴，画像上スパズム，DCI/新規脳梗塞，体液貯留に伴う合併症，その他の合併症とした．対象は32例で25例にクラゾセンタンが使用された．クラゾセンタン使用群では10例(31%)に画像上スパズムが認められ，1例(4%)にDCI，4例(16%)に新規脳梗塞を認めた．体液貯留合併症は13例(52%)で発生した．患者背景，臨床的特徴，クラゾセンタン以外の併用薬などで第Ⅲ相試験と差はあるものの，結果はDCIや新規脳梗塞の予防におけるクラゾセンタンの有効性が示されるものであった．体液貯留合併症を回避するための理想的な体液管理プロトコルを確立するには，より多くの症例を蓄積する必要があると考えられた．

脳卒中の外科 **52**: 265～271, 2024

原　著

巨大および大型未破裂内頚動脈瘤に対する母血管閉塞術後の併存脳動脈瘤の増大および新規脳動脈瘤の発生に関する長期成績

山元　康弘[1]，小柳　正臣[1]，高松　昂央[1]，徳田　匡紀[1]，冨田ひかり[1]
吉本　　舞[1]，川出　智大[1]，西井　陸大[1]，楢本　悠嗣[1]，中嶋　広太[1]
寺西　邦匡[1]，高野　裕樹[1]，福井　伸行[1]，春原　　匡[1]，福光　　龍[1]
武田　純一[1]，後藤　正憲[1]，今村　博敏[2]，太田　剛史[1]，坂井　信幸[1]

Long-term Outcomes of Parent Artery Occlusion for Giant and Large Intracranial Carotid Artery Aneurysms: Coexistent Aneurysm Enlargement and De Novo Aneurysm Formation

Yasuhiro YAMAMOTO, M.D.[1], Masaomi KOYANAGI, M.D., Ph.D.[1], Takateru TAKAMATSU, M.D.[1], Masanori TOKUDA, M.D.[1], Hikari TOMITA, M.D.[1], Mai YOSHIMOTO, M.D.[1], Satohiro KAWADE, M.D.[1], Rikuo NISHII, M.D.[1], Yuji NARAMOTO, M.D.[1], Kota NAKAJIMA, M.D.[1], Kunimasa TERANISHI, M.D.[1], Yuki TAKANO, M.D.[1], Nobuyuki FUKUI, M.D.[1], Tadashi SUNOHARA, M.D., Ph.D.[1], Ryu FUKUMITSU, M.D., Ph.D.[1], Junichi TAKEDA, M.D., Ph.D.[1], Masanori GOTO, M.D., Ph.D.[1], Hirotoshi IMAMURA, M.D., Ph.D.[2], Tsuyoshi OHTA, M.D., Ph.D.[1], and Nobuyuki SAKAI, M.D., Ph.D.[1]

[1]Department of Neurosurgery, Kobe City Medical Center General Hospital, Kobe, Hyogo, and
[2]Department of Neurosurgery, National Cerebral and Cardiovascular Center, Suita, Osaka, Japan

Summary: Background: Parent artery occlusion (PAO) is used to treat giant or large unruptured intracranial carotid artery aneurysms. Although PAO effectively cures aneurysms, long-term follow-up studies have demonstrated subsequent coexistent aneurysm enlargement and de novo aneurysm formation. This retrospective study examined the long-term outcomes of coexistent aneurysm enlargement and de novo aneurysm formation in patients treated with PAO using endovascular internal trapping.
Methods: We included patients with giant or large unruptured intracranial carotid artery aneurysms treated with PAO using endovascular internal trapping between January 2002 and March 2015 who were followed up for more than 12 months using magnetic resonance angiography or digital subtraction angiography.
Results: Thirty patients were included (median age, 64 years [interquartile range [IQR], 57–70 years], 93% women). The median time to diagnosis was 130 months (IQR, 94–163 months). The median maxi-

Key words:
・carotid arteries
・intracranial aneurysm
・de novo aneurysm

Surg Cereb Stroke (Jpn) 52: 265–271, 2024

[1]神戸市立医療センター中央市民病院　脳神経外科，[2]国立循環器病研究センター　脳神経外科（受稿日　2023. 10. 27）（脱稿日　2024. 4. 17）〔連絡先：〒650-0047　兵庫県神戸市中央区港島南町 2-1-1　神戸市立医療センター中央市民病院　脳神経外科　山元康弘〕［Address correspondence: Yasuhiro YAMAMOTO, M.D., Department of Neurosurgery, Kobe City Medical Center General Hospital, 2-1-1 Minatojima-Minamimachi, Chuo-ku, Kobe, Hyogo 650-0047, Japan］

mum diameter of the aneurysms treated with PAO was 25 mm (IQR, 20–32 mm). Seven patients had nine coexistent aneurysms, including two with enlargement. Additionally, two de novo aneurysms were identified. Enlarged coexistent aneurysms were detected in the posterior communicating and cavernous segments of the contralateral internal carotid artery at 14 and 110 months post-PAO, respectively. Two de novo aneurysms were detected at the paraclinoid segment of the contralateral internal carotid artery and ipsilateral posterior cerebral artery at 50 and 91 months post-PAO, respectively. Four patients with enlarged coexistent or de novo aneurysms were significantly younger at the time of PAO (44 vs. 66 years, p=0.01).
Conclusions: Younger age is a risk factor for coexistent aneurysm enlargement or de novo aneurysm formation post-PAO. Therefore, careful follow-up is necessary, especially in younger patients.

はじめに

巨大および大型未破裂内頚動脈瘤に対して母血管閉塞術(parent artery occlusion：PAO)が行われてきた．PAO による脳動脈瘤の根治率は高い[2]が，合併症として併存脳動脈瘤の増大や新規脳動脈瘤の発生の報告[1)3)5)]がある．当施設における PAO 後の併存脳動脈瘤の増大と新規脳動脈瘤の発生に関する長期成績を報告する．

対象・方法

2002 年 1 月から 2015 年 3 月に血管内治療による internal trapping で PAO を行った巨大(25 mm 以上)および大型(10 mm 以上 25 mm 未満)未破裂囊状内頚動脈瘤のうち 12 カ月間以上追跡し画像評価できた症例を対象とした．破裂瘤および初期治療として PAO 以外の治療を行った症例は除外した．

PAO 時に指摘されていた脳動脈瘤を併存脳動脈瘤(**Fig. 1**)，PAO 後に新規に発生した脳動脈瘤を新規脳動脈瘤(**Fig. 2**)と定義し，併存脳動脈瘤の増大もしくは新規脳動脈瘤の発生を認めた症例を Unstable 群，その他を Stable 群として 2 群に分類した．年齢，性別，高血圧の既往，脂質異常症の既往，糖尿病の既往，多発性囊胞腎の既往および家族歴，喫煙歴，脳動脈瘤の部位および最大径，バイパス術併用の有無，症候の有無，PAO 後より最終画像評価までの追跡期間について後ろ向きに検討を行った．併存脳動脈瘤と新規脳動脈瘤については magnetic resonance angiography(MRA)，もしくは脳血管造影検査で評価を行い，複数の脳神経血管内治療専門医もしくは放射線診断専門医による確認を行った．

治療方針として，バルーン閉塞テストを行い神経症状が出現せず，かつ左右の大脳半球で静脈相遅延が 1 秒未満の症例で，coil を用いて脳動脈瘤内から近位部の内頚動脈を十分な範囲で塞栓した後に，stump からの遠位塞栓予防のために内頚動脈起始部にも coil 塞栓を追加した．バルー

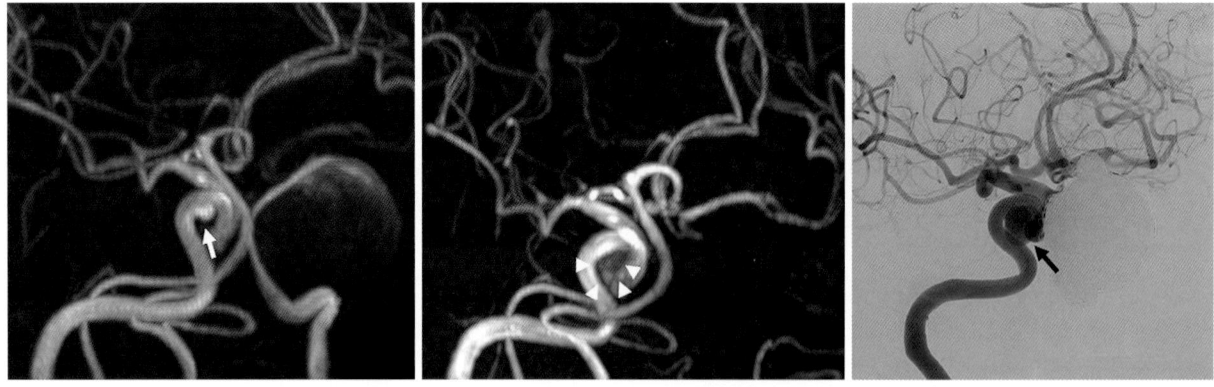

A|B|C

Fig. 1 Representative cases of coexistent aneurysm enlargement.
A: Magnetic resonance angiography (MRA) image taken before parent artery occlusion (PAO) of a left internal carotid artery aneurysm showing a coexistent aneurysm at the cavernous segment of the right internal carotid artery (arrow).
B, C: MRA and digital subtraction angiography images, respectively, obtained at 10 years post-PAO demonstrating progressive coexistent aneurysm enlargement (arrowheads in **B**, arrow in **C**).

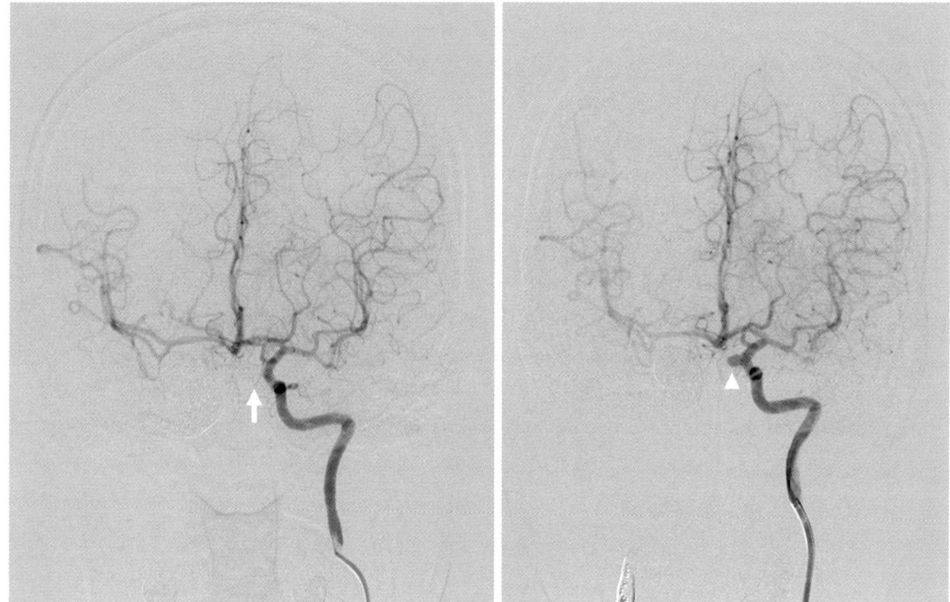

Fig. 2 Representative case of de novo aneurysm formation.
A: Left internal carotid angiography, performed at the time of parent artery occlusion (PAO) of the contralateral internal carotid artery aneurysm, indicates no evidence of an aneurysm at the paraclinoid segment of the left internal carotid artery (arrow).
B: Left internal carotid angiography performed eight years after PAO reveals a de novo aneurysm (arrowhead) in the left internal carotid artery.

ン閉塞テストで神経症状が出現せず，かつ左右の大脳半球で静脈相遅延が1秒から2秒までの症例では，PAO前に浅側頭動脈-中大脳動脈バイパス術を併用した[13]．

統計解析はEZR on R Commander[7]を使用し，非連続変数にはFisherの正確検定，連続変数にはMann-WhitneyのU検定を行った．$p<0.05$を有意差ありとした．

本研究は当院倫理委員会に承認された後方視的研究であり（承認番号：ZN220607），当院のウェブページ上で情報公開しオプトアウト形式を採用した．

結　果

2002年から2015年の期間内で対象症例は30例であった（**Fig. 3**）．年齢の中央値は64歳〔interquartile range（IQR）57-70歳〕，女性28例（93％），追跡期間の中央値は130カ月（IQR 94-163カ月）であった．多発性嚢胞腎の既往および家族歴はみられなかった．脳動脈瘤の最大径の中央値は25 mm（IQR 20-32 mm）であり，巨大脳動脈瘤が16例（53％），大型脳動脈瘤が14例（47％）であった．症候性脳動脈瘤は24例（80％）であった．併存脳動脈瘤は7例9動脈瘤であった（**Table 1**）．浅側頭動脈-中大脳動脈バイパス術併用例は6例であり，両側巨大および大型未破裂内頚動脈瘤に対してPAOを行ったものが1例であった．症候性脳動脈瘤24例のうち，8例はPAO後に神経症状は軽快し15例は著変なかったが，1例で増悪がみられた．PAO後に抗血小板剤を1年以上継続したものが28例，そのうち2例は心房細動，心腔内血栓の併存症を認め抗凝固剤に変更した．追跡期間内で症候性脳梗塞1例（3.3％），無症候性出血性脳梗塞2例（6.7％），および無症候性脳梗塞2例（6.7％）を認めた．併存脳動脈瘤は2例2動脈瘤（6.7％）で増大し，新規脳動脈瘤の発生が2例2動脈瘤（6.7％）みられたため，Unstable群4例（13％），Stable群26例（87％）に分類した．

Stable群とUnstable群において，性別や高血圧の既往，脂質異常症の既往，糖尿病の既往，喫煙歴，脳動脈瘤の部位および最大径，バイパス術併用の有無，症候の有無，追跡期間では統計学的有意差を認めなかったが，Unstable群は有意に若年（44歳 vs 66歳，$p=0.01$）であった（**Table 2**）．

Unstable群における併存症は高血圧と全身性エリテマトーデスを認める1例のみであった．血圧推移については4例全例で130 mmHg以下に管理できていた．喫煙歴については，1例のみPAO術前に1日20本20年間の喫煙歴があったが，PAO後より禁煙できていた．

併存脳動脈瘤の増大部位は対側内頚動脈後交通動脈分岐部，海綿静脈洞部であり，増大が確認された時期はそれぞれPAO後14カ月，110カ月であった．新規脳動脈瘤の発

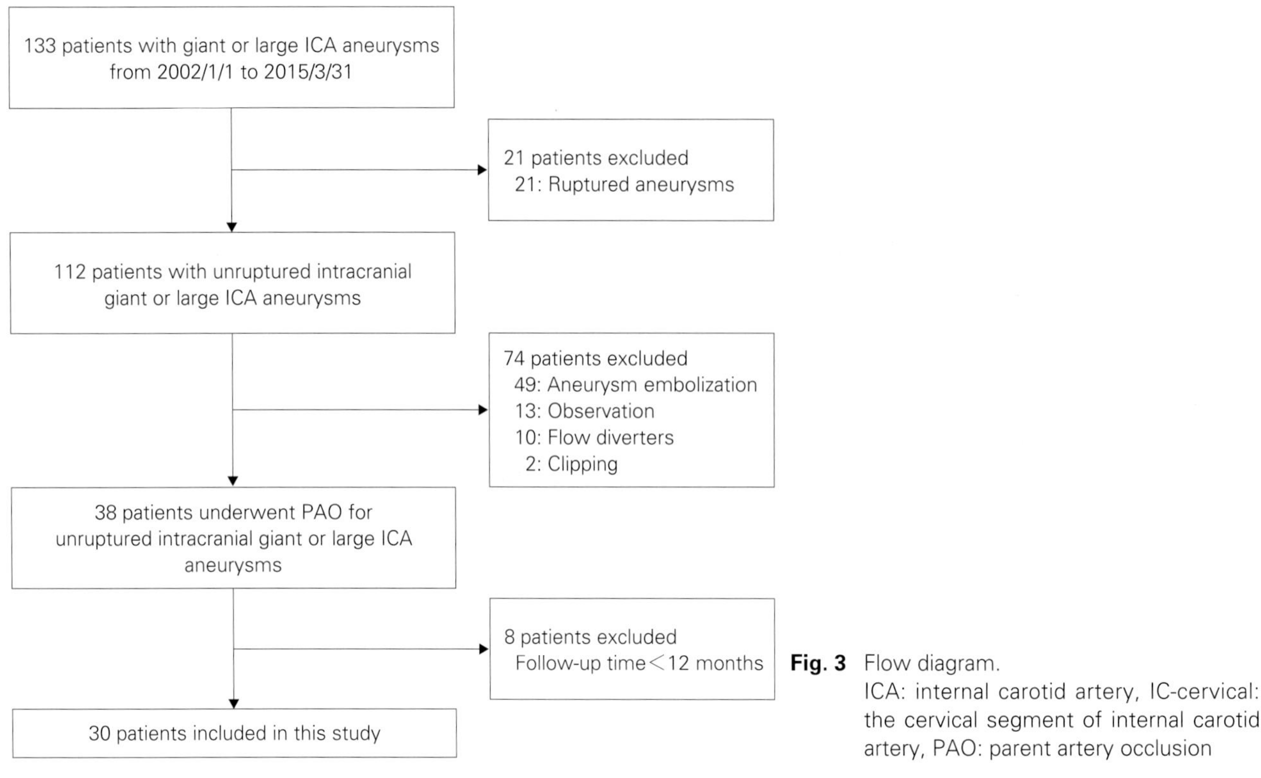

Fig. 3 Flow diagram.
ICA: internal carotid artery, IC-cervical: the cervical segment of internal carotid artery, PAO: parent artery occlusion

Table 1 Patients' baseline characteristics

Number of patients (number of aneurysms)	30 (31)
Female sex, n (% of patients)	28 (93)
Age, years, median (IQR)	64 (57–70)
Maximum diameter of the aneurysm, mm, median (IQR)	25 (20–32)
Aneurysm classification	
Giant, n (% of aneurysms)	16 (51)
Location, n (% of aneurysms)	IC-paraclinoid 7 (23), IC-cavernous 22(71), IC-cervical 2(6)
Intradural, n (% of aneurysms)	22 (71)
Symptomatic, n (% of patients)	24 (80)
Patients with coexisting aneurysms, n (% of patients)	7 (23)
Location of coexisting aneurysms (n)	ACA (1), BA (1), IC-cavernous (1) IC-cervical (1), IC–Oph (1), IC–PC (1), IC–SHA (1), MCA (2)

ACA: anterior cerebral artery, BA: basilar artery, IC-cavernous: the cavernous segment of internal carotid artery, IC-cervical: the cervical segment of internal carotid artery, IC–Oph: the ophthalmic artery segment of internal carotid artery, IC-paraclinoid: the paraclinoid segment of internal carotid artery, IC–PC: the posterior communicating artery segment of internal carotid artery, IC–SHA: the superior hypophyseal artery segment of internal carotid artery, IQR: interquartile range, MCA: middle cerebral artery, mm: millimeter, n: number, PAO: parent artery occlusion, STA–MCA: superficial temporal artery–middle cerebral artery

生部位は対側内頚動脈前床突起部，同側後大脳動脈であり，新規発生が確認された時期はそれぞれPAO後50カ月，91カ月であった．併存脳動脈瘤(対側内頚動脈後交通動脈分岐部，海綿静脈洞部)はそれぞれ約14カ月後に2.5 mmから5 mm，110カ月後に4.6 mmから12 mmまで増大を認め，クリッピング術およびフローダイバーター留置術を行った．新規脳動脈瘤のうち対側内頚動脈前床突起部に対してステント併用コイル塞栓術を行い，同側後大脳動脈瘤は1.1 mmから3.1 mmへ増大した(**Table 3**)．その後いずれの場合も追跡期間内で併存脳動脈瘤の増大および他部位における新規脳動脈瘤の発生なく経過した．

考　　察

本研究では巨大および大型未破裂内頚動脈瘤に対する

Table 2 Patients' clinical characteristics

Clinical characteristics	Unstable group (n=4)	Stable group (n=26)	p value
Age, years, median (IQR)	44 (39–47)	66 (60–70)	0.012
Female, n (%)	4 (100)	24 (92)	>0.99
Hypertension, n (%)	1 (25)	18 (69)	0.13
Dyslipidemia, n (%)	1 (25)	8 (30)	>0.99
Diabetes mellitus, n (%)	1 (25)	2 (8)	0.36
Smoking, n (%)	1 (25)	6 (23)	>0.99
Maximum diameter of the aneurysm, mm, median (IQR)	26 (22–31)	25 (20–32)	>0.99
Intradural aneurysm, n (%)	3 (75)	19 (73)	>0.99
Symptomatic aneurysm, n (%)	3 (75)	21 (81)	>0.99
STA–MCA bypass, n (%)	1 (25)	5 (19)	>0.99
Follow-up period, m, median (IQR)	126 (107–145)	130 (94–163)	0.60

IQR: interquartile range, m: months, mm: millimeter, n: number, STA–MCA: superficial temporal artery–middle cerebral artery, Unstable group: a group of patients with enlargement of the coexisting aneurysms or formation of de novo aneurysms, Stable group: a group of patients with no changes in aneurysms

Table 3 Characteristics of patients with enlargement of the coexisting aneurysms or formation of de novo aneurysms

	Sex	Age at PAO (years)	Site of PAO	Maximum diameter of the aneurysm with PAO (mm)	BTO			STA–MCA bypass	Site of enlarged coexisting aneurysm or de novo aneurysm	Diameter of the coexisting aneurysm at PAO (mm)	Diameter of the coexisting aneurysm or de novo aneurysm after PAO (mm)	Follow-up period of enlarged coexisting aneurysm or de novo aneurysm after PAO (m)	Additional therapy after PAO
					Acom cross flow	Pcom cross flow	Venous phase delay						
Enlargement 1	F	43	Rt. IC-cavernous	11	−	+	1–2 seconds	+	Lt. IC–PC	2.5	5	14	Clipping
Enlargement 2	F	56	Lt. IC-cavernous	32	+	+	Less than 1 second	−	Rt. IC-cavernous	4.6	12	110	Flow Diverters
De novo 1	F	26	Rt. IC-cavernous	40	−	+	Less than 1 second	−	Lt. IC-paraclinoid	−	6.3	91	SAC
De novo 2	F	44	Lt. IC-paraclinoid	25	+	−	Less than 1 second	−	Lt. PCA	−	3.1	50	Observation

Acom: anterior communicating artery, BTO: balloon test occlusion, F: female, IC-cavernous: the cavernous segment of internal carotid artery, IC-paraclinoid: the paraclinoid segment of internal carotid artery, IC–PC: the posterior communicating artery segment of internal carotid artery, Lt: left, m: months, mm: millimeter, PAO: parent artery occlusion, PCA: posterior cerebral artery, Pcom: posterior communicating artery, Rt: right, SAC: stent assisted coil embolization, STA–MCA: superficial temporal artery–middle cerebral artery

PAO後に長期間(追跡期間は中央値130カ月)フォローアップできた30症例の中で，併存脳動脈瘤の増大が2例2動脈瘤，新規脳動脈瘤の発生が2例2動脈瘤認められた．Unstable群はStable群に比べてPAO時の年齢は有意に低かった．併存脳動脈瘤が増大した部位は対側内頚動脈後交通動脈分岐部，海綿静脈洞部であった．併存脳動脈瘤の増大が確認された時期は各々PAO後14カ月および110カ月であった．新規脳動脈瘤が発生した部位は対側内頚動脈前床突起部，同側後大脳動脈であった．新規脳動脈瘤の発生が確認された時期はおのおのPAO後50カ月および91カ月であった．

PAO後に併存脳動脈瘤が増大もしくは新規脳動脈瘤が発生する機序の1つとして，側副血行路に血行力学的な負荷が生じていることが考えられる．過去の数値流体力学を用いた研究では，内頚動脈瘤に対するPAO施行前後の対側内頚動脈C1部の血行力学的変化を検討した場合，PAO

群で体積流量が17％，wall shear stress（WSS）が43％増加していたと報告されている[14]．また，内頸動脈の90％以上の狭窄または閉塞を有し，かつ併存脳動脈瘤を有する患者群では，有しない患者群と比して対側前大脳動脈A1部の血流速度およびWSSが有意に増加しており，前交通動脈と後大脳動脈（P1 segment）に併存脳動脈瘤の増大と新規脳動脈瘤の発生を認めたと報告もされている[12]．過去の報告では，前交通動脈もしくは内頸動脈後交通動脈分岐部に併存脳動脈瘤が増大もしくは新規脳動脈瘤が発生しやすいと推察されている[1]．すなわち，内頸動脈瘤に対するPAOにより，併存脳動脈瘤が増大もしくは新規脳動脈瘤が発生しやすい血行力学的環境が生じていると考えられている．本研究では対側内頸動脈後交通動脈分岐部，海綿静脈洞部の併存脳動脈瘤の増大，対側内頸動脈傍前床突起部，同側後大脳動脈に新規脳動脈瘤の発生を認め，いずれもPAOにより側副血行路に関与している部位であった．

また本研究では，Unstable群はStable群と比して有意に低年齢であった．脳動脈瘤診断時の低年齢は新規脳動脈瘤発生の危険因子の1つとして知られている．フィンランドのデータベース研究では，嚢状脳動脈瘤診断後に新規脳動脈瘤の発生を中央値11年にわたって追跡したところ，20歳以下で2.2% per patient-year，21-39歳で0.46% per patient-year，40-60歳で0.19% per patient-year，61歳以上で0.02% per patient-yearの発生率であり，若年であるほど発生率が高いことが報告されている[9]．また，破裂脳動脈瘤クリッピング術後の平均8.9年の追跡研究では，併存脳動脈瘤の増大もしくは新規脳動脈瘤の発生が16％みられ，それらのうち57％が40歳未満であった[15]．本研究では巨大および大型未破裂内頸動脈瘤に対してPAOを施行したものにかぎってはいるが，併存脳動脈瘤が増大もしくは新規脳動脈瘤が発生した群で治療時の年齢が有意に低いということと一致すると考えられる．

本研究では神経症状の改善または不変のものは24例のうち23例（96％）であったが，改善例にかぎれば8例（33％）であった．high flow bypassを併用する外科的なトラッピング術38例の報告では，視力障害の改善率は29％，眼球運動障害の改善率は82％であった[10]．同報告によると脳神経の圧迫による症状の罹患期間が短いことが症状回復の予測因子であり，理論上では早期に脳神経の圧迫の解除が期待されるhigh flow bypassを併用する外科的なトラッピング術は考慮に値すると思われる．一方で，フローダイバーター留置術は脳動脈瘤の完全閉塞までに時間を要するために脳神経の圧迫症状の改善率が低くなるのではないかと危惧されるが，術後早期から視野障害の改善率が57％，眼球運動障害の改善率が78％であった報告[6]もあり，フローダイバーター留置術では脳神経の圧迫症状の改善率が低いとは一概にはいえない．

以上より，若年例は脳動脈瘤の発生リスクが高く，さらにPAOを行うことで血行力学的な変化も加わり併存脳動脈瘤が増大もしくは新規脳動脈瘤が発生しやすい状態であると推察される．そのため，特に若年者では脳血流への影響は低いと考えられるフローダイバーター留置術などの母血管を温存できる治療を検討したほうがよいと考えられる．一方でPAOの場合，潜在的に側副血行路に血行力学的負荷を生じることや側副血行路が発達していない状態にバイパス術の併用が必要になるなど治療の侵襲度が高くなることが想定されるため，PAOは内頸動脈径や血管形状がフローダイバーター留置に適さない場合などに限定されると考えられる．high flow bypassを併用する外科的なトラッピングは金属アレルギーや造影剤アレルギーがある場合や，血管内治療が困難な解剖学的問題がある場合，耐術能の高い場合などに検討すべきだろう[10,11]．

本研究のlimitationとして以下の点が挙げられる．第1に，単施設の後方視的な研究で症例数が十分でないことが挙げられる．本研究では併存脳動脈瘤の増大もしくは新規脳動脈瘤の発生は有意に低年齢であったが，症例数が少ないことから多変量解析を行っていない．しかし，本研究の追跡期間の中央値は130カ月と既存の報告[4)5)7]より長期であるという長所がある．第2に，バルーン閉塞テストで左右の大脳半球間で1秒から2秒までの静脈相遅延を認めた症例においてPAO前にバイパス術を併用したものがある．これらの症例は側副血行路が発達していないと考えられるため，一側PAOにより側副血行路にかかる血行力学的負荷は少ないと推察される．なお，側副血行路にかかる血行力学的負荷を減らすためにバイパス術を全例併用することは，治療の侵襲度が高くなることに加え，併存脳動脈瘤の増大頻度および新規脳動脈瘤の発生頻度を鑑みて行っていない．したがって，本研究からはバイパス術の併用により併存脳動脈瘤の増大もしくは新規脳動脈瘤の発生の抑制ができるかについては症例数も少なく不明である．第3に，PAO前に併存脳動脈瘤に対して先立って治療を行っているものがある．ただし，後者2つに関してはいずれも症例数が少なく，全体の結果に大きな影響はないと考えられる．

結　　語

PAO後に併存脳動脈瘤の増大と新規脳動脈瘤の発生を追跡期間中央値130カ月で4例（13％）認めた．PAO時の低年齢は危険因子であり，注意深くフォローをする必要がある．

本論文の要旨は第48回日本脳卒中学会（2023年3月，

横浜)にて発表した．著者全員は日本脳神経外科学会へのCOI自己申告を完了しています．本論文の発表に関して開示すべきCOIはありません．

文　　献

1) Arambepola PK, McEvoy SD, Bulsara KR: De novo aneurysm formation after carotid artery occlusion for cerebral aneurysms. *Skull Base* 20: 405-408, 2010
2) Bechan RS, Majoie CB, Sprengers ME, *et al*: Therapeutic internal carotid artery occlusion for large and giant aneurysms: a single center cohort of 146 patients. *AJNR Am J Neuroradiol* 37: 125-129, 2016
3) Briganti F, Cirillo S, Caranci F, *et al*: Development of "de novo" aneurysms following endovascular procedures. *Neuroradiology* 44: 604-609, 2002
4) Clarençon F, Bonneville F, Boch AL, *et al*: Parent artery occlusion is not obsolete in giant aneurysms of the ICA. Experience with very-long-term follow-up. *Neuroradiology* 53: 973-982, 2011
5) de Gast AN, Sprengers ME, van Rooij WJ, *et al*: Long-term 3T MR angiography follow-up after therapeutic occlusion of the internal carotid artery to detect possible de novo aneurysm formation. *AJNR Am J Neuroradiol* 28: 508-510, 2007
6) Kaiser DPO, Cuberi A, Linn J, *et al*: Flow diversion for compressive unruptured internal carotid artery aneurysms with neuro-ophthalmological symptoms: a systematic review and meta-analysis. *J Neurointerv Surg* 15: 892-897, 2023
7) Kanda Y: Investigation of the freely available easy-to-use software 'EZR' for medical statistics. *Bone Marrow Transplant* 48: 452-458, 2013
8) Larson JJ, Tew JM Jr, Tomsick TA, *et al*: Treatment of aneurysms of the internal carotid artery by intravascular balloon occlusion: long-term follow-up of 58 patients. *Neurosurgery* 36: 26-30, 1995
9) Lindgren AE, Räisänen S, Björkman J, *et al*: De novo aneurysm formation in carriers of saccular intracranial aneurysm disease in eastern Finland. *Stroke* 47: 1213-1218, 2016
10) Matano F, Murai Y, Mizunari T, *et al*: Recovery of visual and ophthalmologic symptoms after treating large or giant internal carotid artery aneurysm by high-flow bypass with cervical ligation. *World Neurosurg* 98: 182-188, 2017
11) Ono H, Inoue T, Tanishima T, *et al*: High-flow bypass with radial artery graft followed by internal carotid artery ligation for large or giant aneurysms of cavernous or cervical portion: clinical results and cognitive performance. *Neurosurg Rev* 41: 655-665, 2018
12) Shakur SF, Alaraj A, Mendoza-Elias N, *et al*: Hemodynamic characteristics associated with cerebral aneurysm formation in patients with carotid occlusion. *J Neurosurg* 130: 917-922, 2018
13) Tani S, Imamura H, Asai K, *et al*: Comparison of practical methods in clinical sites for estimating cerebral blood flow during balloon test occlusion. *J Neurosurg* 131: 1430-1436, 2018
14) Tsukada T, Izumi T, Isoda H, *et al*: Comparison of hemodynamic stress in healthy vessels after parent artery occlusion and flow diverter stent treatment for internal carotid artery aneurysm. *J Neurosurg* 136: 619-626, 2022
15) Wermer MJH, van der Schaaf IC, Velthuis BK, *et al*: Follow-up screening after subarachnoid haemorrhage: frequency and determinants of new aneurysms and enlargement of existing aneurysms. *Brain* 128(Pt 10): 2421-2429, 2005

要　旨

巨大および大型未破裂内頚動脈瘤に対する母血管閉塞術後の併存脳動脈瘤の増大および新規脳動脈瘤の発生に関する長期成績

山元　康弘，小柳　正臣，高松　昂央，徳田　匡紀，冨田ひかり，吉本　　舞，川出　智大
西井　陸大，糠本　悠嗣，中嶋　広太，寺西　邦匡，高野　裕樹，福井　伸行，春原　　匡
福光　　龍，武田　純一，後藤　正憲，今村　博敏，太田　剛史，坂井　信幸

巨大および大型未破裂内頚動脈瘤に対して母血管閉塞術(parent artery occlusion：PAO)が行われてきた．PAOは脳動脈瘤の根治率は高いが，合併症として併存脳動脈瘤の増大や新規脳動脈瘤の発生の報告がある．巨大および大型未破裂内頚動脈瘤に対するPAO後の併存脳動脈瘤の増大や新規脳動脈瘤の発生に関する成績を報告する．

2002年1月から2015年3月に巨大および大型未破裂内頚動脈瘤に対して血管内治療によるinternal trappingでPAOを行い，12カ月以上追跡できた症例を対象とし，後ろ向きに検討した．その結果，30症例が該当した．年齢の中央値は64歳(interquartile range：IQR 57-70)，女性28例(93％)，追跡期間の中央値は130カ月(IQR 94-163)であった．PAOを行った脳動脈瘤の最大径の中央値は25 mm(IQR 20-32)であった．PAO時の併存脳動脈瘤は7例9動脈瘤認め，そのうち2例2動脈瘤が増大した．新規脳動脈瘤は2例2動脈瘤発生した．併存脳動脈瘤の増大部位は対側内頚動脈後交通動脈分岐部，海綿静脈洞部で，増大が確認された時期はおのおのPAO後14カ月，110カ月であった．新規脳動脈瘤の発生部位は対側内頚動脈前床突起部，同側後大脳動脈で，新規発生が確認された時期はおのおのPAO後50カ月，91カ月であった．それらの併存脳動脈瘤が増大もしくは新規脳動脈瘤が発生した4例は，有意に若年であった(44歳 vs 66歳，p＝0.01)．

若年者はPAO後の併存脳動脈瘤の増大もしくは新規脳動脈瘤の発生の危険因子であり，慎重にフォローする必要がある．

脳卒中の外科 **52**: 272 ~ 278, 2024

原　著

内頚動脈後交通動脈分岐部動脈瘤に対する脳動脈瘤頚部クリッピング術において近位動脈確保を行うためのMRI 造影 motion-sensitized driven-equilibrium の有用性
—Preliminary study—

佐野　顕史[1]，久下　淳史[1,2]，近藤　　礼[1]，皆川　大悟[1]
佐々木康介[1]，山木　　哲[1]，園田　順彦[3]

The Usefulness of MRI Contrast-enhanced Motion-sensitized Driven-equilibrium (MSDE) Sequence Method for Proximal Control in the Neck Clipping of Internal Carotid Artery-Posterior Communicating Artery Aneurysm

Kenshi SANO, M.D.[1], Atsushi KUGE, M.D., Ph.D.[1,2], Rei KONDO, M.D., Ph.D.[1], Daigo MINAGAWA, M.D.[1], Kosuke SASAKI, M.D.[1], Tetsu YAMAKI, M.D.[1], and Yukihiko SONODA, M.D., Ph.D.[3]

[1]Department of Stroke Center, Yamagata City Hospital SAISEIKAN, [2]Department of Emergency Medicine, Yamagata City Hospital SAISEIKAN, and [3]Department of Neurosurgery, Yamagata University, School of Medicine, Yamagata, Japan

Summary: Introduction: Arteriosclerosis in the intracranial internal carotid artery (iIC) must be evaluated during aneurysm neck clipping for internal carotid artery-posterior communicating artery aneurysm (IC-PC An), when we control the proximal artery to the aneurysm. Here, we investigated the usefulness of iIC by the MRI contrast-enhanced motion-sensitized driven equilibrium (CE-MSDE).
Method: We enrolled 12 patients (mean age, 63.0 ± 12.3 years; range, 32-78 years) who underwent neck clipping for IC-PC An from January 2019 to March 2023. Of them, 10 were unruptured cases and 2 were impending ruptured cases. The average size of the aneurysm was 7.2 ± 2.2 mm, the average distance from the anterior clinoid process to the proximal neck of the aneurysm was 4.4 mm, and the average surgical time was 5 hours and 10 minutes. We performed preoperative computed tomography (CT) angiography, MRI, and CE-MSDE. The results were retrospectively compared and evaluated its usefulness.
Results: Six patients had atherosclerotic changes in iIC intraoperatively (50.0%); one (16.7%) had calcification on CT, and all six had positive findings on CE-MSDE on iIC. In the six patients (50.0%), no arteriosclerotic changes were observed in the iIC during surgery. Of them, one (16.7%) showed calcification on CT, and none were CE-MSDE-positive. The sensitivity and specificity of iIC for predicting arteriosclerosis were 16.7% and 83.3% for CT, whereas for CE-MSDE, both were 100%.

Key words:
- CE-MSDE
- unruptured intracranial aneurysm
- atherosclerosis
- neck clipping
- proximal vascular control

Surg Cereb Stroke (Jpn) 52: 272-278, 2024

---

[1]山形市立病院済生館　脳卒中センター，[2]山形市立病院済生館　救急科，[3]山形大学　脳神経外科（受稿日　2024. 3. 6）（脱稿日　2024. 4. 17）
〔連絡先：〒990-8533　山形県山形市七日町 1-3-26　山形市立病院済生館　脳卒中センター　佐野顕史〕［Address correspondence: Kenshi SANO, M.D., Stroke Center, Yamagata City Hospital SAISEIKAN, 1-3-26 Nanukamachi, Yamagata, Yamagata 990-8533, Japan］

Conclusion: MRI CE-MSDE could be a predictor of atherosclerosis changes in iIC. When we consider the surgical strategies for IC-PC An, CE-MSDE should be confirmed preoperatively.

はじめに

脳動脈瘤頚部クリッピング術(neck clipping of cerebral aneurysm：NC)において，動脈瘤内圧を低下させ，術中破裂のリスクを軽減することを目的に近位動脈を確保(proximal vascular control：PVC)し，一時遮断(temporary artery occlusion：TAO)することがある[1)9)]．内頚動脈-後交通動脈分岐部脳動脈瘤(IC-PC An)においては，PVCを硬膜内で行うか，または頚部頚動脈を露出(neck internal artery exposure：NE)するかを術前に検討する必要がある．硬膜内でPVCを得られない要因としては前床突起(anterior clinoid process：ACP)と動脈瘤頚部の距離が短いことや，動脈瘤頚部より近位の硬膜内内頚動脈(intradural internal carotid artery proximal to the aneurysm：iIC)の石灰化や動脈硬化の存在，動脈瘤の向き，大きさなどが挙げられる[4)12)13)]．通常の経シルビウス裂アプローチによる硬膜内操作でPVCが得られない場合，NEのほかにACP削除の有用性も報告されているが[4)17)]，個々の症例に応じてそのリスクも考慮したうえで[16)]，ACP削除やNEといった処置を検討している．これまでわれわれは，頭部computed tomography(CT)angiographyおよび脳血管撮影を評価し，ACPとの位置関係やiICの石灰化の有無などを参考に治療戦略を判断してきた．しかしながら，CTでの石灰化や脳血管撮影での壁不整を認めなかったにもかかわらず，高度な動脈硬化のためiICでTAOできなかった症例を経験した．

当施設ではNC術前にcontrast-enhanced motion-sensitized driven-equilibrium(CE-MSDE)法を含むmagnetic resonance image(MRI)検査を行っている．過去にはくも膜下出血症例における，多発脳動脈瘤の破裂部位の同定や[8)20)]，外傷性くも膜下出血との鑑別においてその有用性を示してきた[6)]．近年，MSDE法でiICの動脈硬化性変化を評価する報告が散見されるようになった[8)10)14)]．今回われわれは，CE-MSDE法でiICの動脈硬化性変化を評価し，NCに際してPVCに関する術前評価に有用であるかを検討した．

対象・方法

2019年1月から2023年3月までの間に当センターにて未破裂脳動脈瘤に対してNCを施行した連続74例のうち，IC-PC Anは13例であった．そのうち，過去にエルジロイ含有クリップを使用され3T MRIを施行できなかった1例を除いた12例を対象とした(**Table 1**)．術前の神経放射線学的所見は，全例で脳血管撮影(Artis iCONO, SIEMENS, Germany)，MRI(Achieva 3.0T TX Quasar, Philips, The Netherlands)，CT(SOMATOM x.cite, SIEMENS, Germany)で動脈瘤の大きさ，周囲構造との関係，石灰化の有無を評価した．また，MRI CE-MSDE法(3D-TSE-sequence, field of view 230 mm×320 mm，acquired matrix 384×512，SENSE 2，slice thickness/interval 0.7 mm/0 mm，TA 3 min. 36.4 sec)でiICを評価し，動脈壁のガドリニウム増強効果が脈絡叢と比べて高信号であるものを“CE-MSDE(＋)”，そうでないものを“CE-MSDE(−)”と定義した．同部位の石灰化に関してはCTを用いて評価し，その有無を“calcification(＋)”と“calcification(−)”と定義した．画像評価は執刀医を除く複数の脳神経外科専門医と神経放射線科医で行った．融合画像はSYNAPSE VINCENT medical imaging system(Fujifilm Medical, Tokyo, Japan)を用いて作成した．動脈硬化性変化の有無は，術中所見から判断し，iICが黄色に変化していたものを“arteriosclerosis(＋)”，そうでないものを“arteriosclerosis(−)”と判定した．

統計的処理は，2群間の連続変数に関する解析には対応のないt検定を用いた．統計的有意水準は$p<0.05$とした．統計解析にはStatView 5.0(Abacus Concepts Inc., Berkley, CA, USA)を用いた．

手術に際するPVCの部位(iIC：硬膜内，もしくはNE：頚部頚動脈確保)に関しては術者の方針とした．

本検討は，山形市立病院済生館倫理審査委員会の承認を得ている(承認番号505-016)．

結　果

対象となった12例の詳細を**Table 1**に示す．平均年齢63.0±12.3歳(32-78歳)，男性4例，女性8例であった．切迫破裂例が2例，動脈瘤の平均サイズは7.2±2.2 mm，ACPから近位動脈瘤頚部までの距離は平均4.4 mm，手術時間は平均5時間10分であった．全例で術後合併症や神経脱落症状の出現はなかった．NEに伴う合併症も認めなかった．

術中所見でarteriosclerosis(＋)と判定したものは6例(50.0％)であった．そのうち，全例でCE-MSDE(＋)であったが，calcification(＋)は1/6例(16.7％)であった．また，arteriosclerosis(−)と判定した6例のうち，全例でCE-MSDE(−)であったが，calcification(−)は5/6例

Table 1 Summary of patients with ICPC aneurysm

				Characteristics of aneurysm							Intraoperative findings	Details of procedure	
No.	Age	Sex	Side	Size (mm)	Neck (mm)	ACP-neck (mm)	Inpending ruptured	MSDE	Calcification	Yellowish	Neck TAO	Duration of temporary clipping (m)	Operation time (h)
1	72	F	L	6	4	4.8	−	+	−	+	+	3:40	4:50
2	73	M	L	10	4	4.8	+	+	−	+	+	6:20	5:36
3	32	M	R	7	2	6.1	+	−	−	−	+	3:00	7:10
4	58	M	R	8	5	4.1	−	+	−	+	−	−	3:10
5	61	F	R	6	4	5.3	−	+	−	+	−	−	4:00
6	72	F	L	5	4	4.0	−	−	−	−	−	4:23	4:05
7	61	F	R	6	3	4.8	−	−	+	−	+	15:00	5:36
8	78	F	R	12	7	6.2	−	+	+	+	+	4:17	6:25
9	49	M	L	3	2	2.9	−	−	−	−	+	3:00	5:30
10	59	F	R	8	5	3.1	−	+	−	+	+	15:00	5:52
11	68	F	R	8	6	3.3	−	−	−	−	+	3:25	4:48
12	73	F	R	7	6	3.5	−	−	−	−	+	2:35	5:01

F: female, M: male, R: right, L: left, MSDE: motion-sensitized driven-equilibrium, ACP: anterior clinoid process, iIC: intracranial internal carotid artery proximal to the aneurysm, CE: contrast enhanced, TAO: temporary artery occlusion

Table 2 Detals of Temporary artery occlusion

	Neck TAO＋ (n=9)	Neck TAO− (n=3)	p
Age	62.8	63.7	0.540
F (n, %)	6 (66.7)	2 (66.7)	1.000
Aneurysm size (mm)	7.4	6.33	0.253
Neck (mm)	4.3	4.33	0.867
ACP-neck (mm)	4.4	4.47	0.713
CE-MSDE (n, %)	4 (44.4)	2 (66.7)	0.597
Calcification (n, %)	2 (22.2)	0 (0)	0.169
Arteriosclerosis(n, %)	4 (44.4)	2 (66.7)	0.597
Operation time (h:m:s)	5:38:40	3:45:00	0.005

TAO: temporary artery occlusion, F: female, ACP: anterior clinoid process, CE: contrast enhanced, MSDE: motion-sensitized driven-equilibrium

(83.3%)であった．したがって，iIC の動脈硬化の予測における感度と特異度は，CT でそれぞれ 16.7%，83.3%であるのに対し，CE-MSDE ではいずれも 100%であった．

NE により PVC を確保した症例〔neck TAO(＋)群〕，NE を行わなかった症例〔neck TAO(−)群〕の 2 群に分類した結果を **Table 2** に示す．動脈瘤のサイズや neck 長，ACP から neck までの距離には有意差を認めなかった．CE-MSDE(＋)は neck TAO(＋)群と neck TAO(−)群ではそれぞれ 4 例(44.4%)と 2 例(66.7%)で，手術時間は有意に neck TAO(−)群のほうが短かった(5 時間 38 分 vs 3 時間 45 分，p=0.005)．CE-MSDE(−)だが，neck TAO(＋)の症例が 5 例あった．これらの NE を選択した要因としては，ACP との距離が短かった(3.5 mm 以下)ものが 3 例，切迫破裂と calcification(＋)が各 1 例であった．

代表症例

〈**Case 3**〉 CE-MSDE(−)，calcification(−)，arteriosclerosis(−)，neck TAO(＋)．

32 歳，男性．

外向きで 7 mm の右 IC-PC An(**Fig. 1A**)，ACP からの距離は 6.1 mm であった．calcification(−)(**Fig. 1B**)および CE-MSDE(−)であった(**Fig. 1C**)．切迫破裂であったため，安全性を考慮して NE を行った．右 pterional approach で動脈瘤周囲に到達すると，iIC に動脈硬化の所見は認めず，TAO を行うスペースは十分にあり，硬膜内でも PVC が可能であった(**Fig. 1D**)．NE を行っていたため頚部で

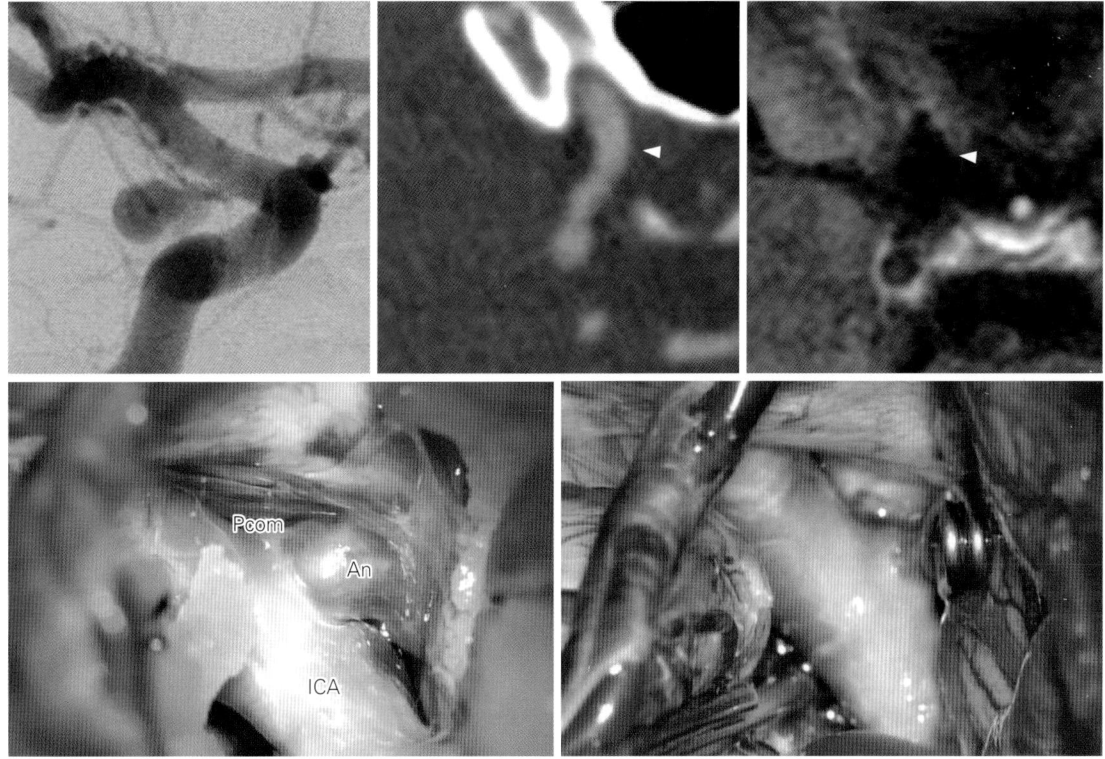

A | B | C
D | E

Fig. 1 Case 3:
A: Digital subtraction angiography (DSA) revealed a 7 mm right internal carotid-posterior communiting artery aneurysm (IC–PC An) (right IC angiography, oblique view).
B: No calcifications (axial image).
C: Negative by contrast-enhanced motion-sensitized driven equilibrium (CE–MSDE) on intradural ICA wall (axial image).
D, E: Intraoperative findings showed normal ICA (**D**) and after (**E**) neck clipping.

TAO を行って，NC を施行した(**Fig. 1E**)．術前 MRI CE-MSDE 法の検討では CE-MSDE(－)の症例であった．

〈**Case 5**〉 CE-MSDE(＋)，calcification(－)，arteriosclerosis(＋)，neck TAO(－)．

61 歳，女性．

後ろ向きで 6 mm の右 IC-PC An．術前 MRI CE-MSDE 法では CE-MSDE(＋)であったが(**Fig. 2B**)，ACP からは 5.3 mm と比較的離れていて，calcification(－)であったため(**Fig. 2A**)，iIC で PVC 確保が可能と術前に判断していた．術中所見で iIC に強い動脈硬化性病変を認め(**Fig. 2D**)，iIC で TAO は困難であった．動脈瘤を側頭葉，動眼神経など周囲構造から十分に剝離し周囲のスペースを十分に確保したのち，NC を行った(**Fig. 2E**)．術後検討として，造影部位を黄色に表して脳血管撮影と融合画像を作成し，シミュレーションした(**Fig. 2C**)ところ，動脈瘤の PVC が困難であったことが推察された．

〈**Case 10**〉 CE-MSDE(＋)，calcification(－)，arteriosclerosis(＋)，neck TAO(＋)．

59 歳，女性．

外向きで 8 mm の右 IC-PC An．動脈硬化性変化は目立たず calcification(－)であったが(**Fig. 3A**)，MSDE(＋)であり(**Fig. 3B**)，NE により PVC 確保を企図した．術前シミュレーション(**Fig. 3C**)した所見のように術中 iIC の動脈硬化性変化を認めた(**Fig. 3D**)．TAO は iIC ではできなかったため頚部で行い，問題なく NC を施行し得た(**Fig. 3E**)．

考　察

動脈壁の MRI CE-MSDE 法での増強効果については，脳動脈瘤における systematic review にて考察されている．動脈瘤壁が造影されるほど不安定である可能性が指摘されており，sensitivity 95%，negative predictive value は 96%と，スクリーニング検査に有用とされている[18]．造影される機序は，不安定な動脈瘤壁と動脈硬化性病変は同様であり，血管新生の増加と内皮透過性の増加，血管内皮障害，平滑筋細胞の脱落，中膜および外膜への炎症細胞が浸潤し，造影剤が到達，蓄積されるためとされてい

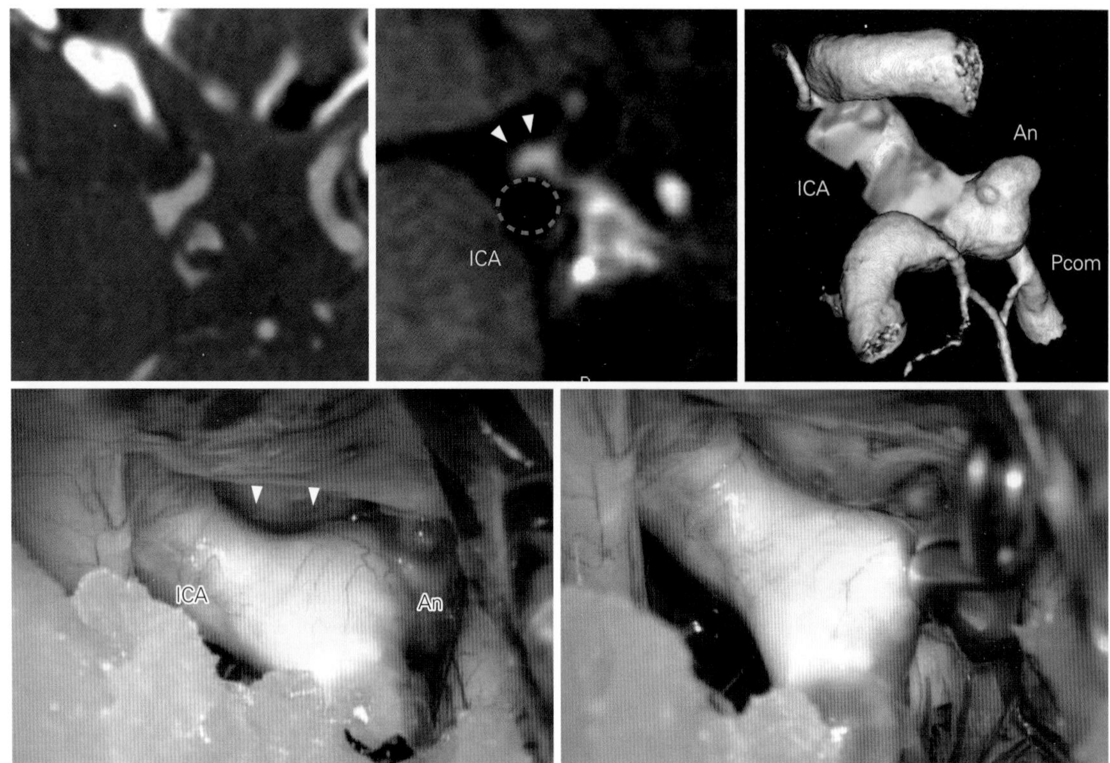

A	B	C
D	E	

Fig. 2 Case 5 with 6 mm right internal carotid-posterior communiting artery aneurysm (IC-PC An).
A: Contrast-enhanced-computed tomography (CE-CT) showed no calcification (axial image).
B: CE-motion-sensitized driven-equilibrium (MSDE) showed strongly enhanced (arrowheads) on intradural ICA (blue dotted circle) (axial image).
C: The 3-dimensional reconstruction fusion image of digital subtraction angiography (DSA) and CE-MSDE showed the location of atherosclerotic changes.
D, E: Intraoperative findings showed a strong yellowish on intradural ICA (arrowheads) before (**D**) and after (**E**) neck clipping.

る[3)7)15)]．未破裂脳動脈瘤においては動脈硬化，炎症，vasa vasorumの存在により，また破裂脳動脈瘤においては物理的な動脈瘤壁の破壊やそれによる炎症の修復起点，また破裂部位でブレブがそれぞれ増強されると報告されている[8)10)20)]．Hashimotoら[5)]は未破裂脳動脈瘤36例において，vessel wall imagingを用い，陽性的中率94％で動脈瘤壁の動脈硬化性変化を術前に予測し得たと報告している．これらの知見を踏まえ，今回は内頚動脈脳動脈瘤手術に際してのストラテジーとして，近位動脈の動脈硬化所見の有無に関する検討を行った．**Table 1**が示すごとく，CE-MSDE陽性の所見と術中の動脈硬化の所見は一致しており，CE-MSDE法を用いてIC-PC AnのNC術前にiICの動脈硬化の有無を推定することができた．Niiboら[12)]はIC-PC An連続60例のうち，15例(25％)でNEを行っている．彼らは頭蓋内でPVC確保が困難となる因子を，①動脈瘤頚部の直径，②動脈瘤近位neckとACP先端との距離，③iICの石灰化であるとCTを用いた検討によって結論づけている．本検討ではCTで動脈硬化ありと予測し得た症例が1/6例(16.7％)であったのに対し，CE-MSDE法の増強効果で予測し得た症例は6/6例(100％)であった．この結果から，石灰化所見のほかに動脈硬化を示唆する所見としてCE-MSDE陽性所見が頭蓋内でのPVCが困難であることを予測する因子になり得ると考えられた．

また，本研究ではPVC確保に関して，12例中9例で頚部確保を行っていた．頚部確保を行わなかった3例のうち2例(Case 4および5)では，calcification(−)であったがMSDE(＋)であり，結果的にTAOを行わずにNCを行った．後方視的にみると，この2例はMSDE(＋)の所見をもってiICでPVC確保は困難であると予測し得た可能性があった．一方で，今回の検討ではcalcification(−)，MSDE(−)でNEを行っていたものが4例あり，動脈瘤の性状，部位，術者の方針にもよるが，これらの症例ではiICでPVCを行うことを術前に検討できた可能があった．ただし，症例7のようにMSDE(−)でもCTでcalcification(＋)の症例が存在するため，PVCの部位を考慮するには術前画像の総合的な評価が必要と考えられる．

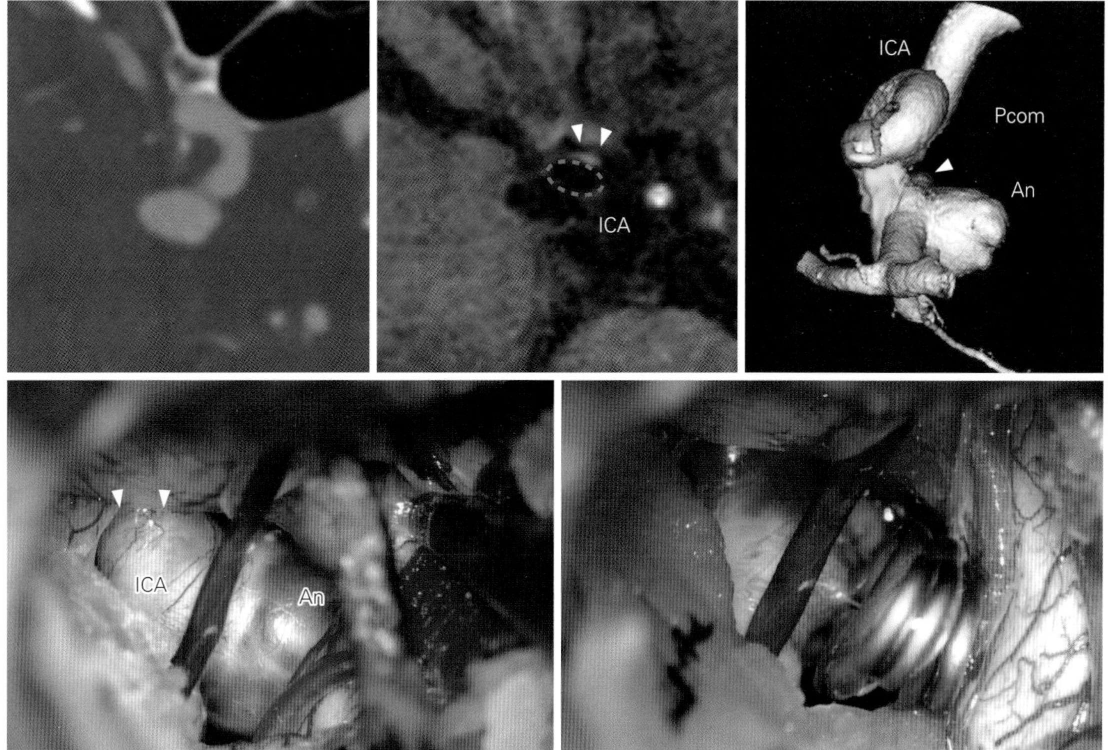

A|B|C
D|E

Fig. 3 Case 10 with 8 mm right internal carotid-posterior communiting artery aneurysm (IC-PC An).
A: Contrast-enhanced-computed tomography (CE-CT) showed no calcification (axial image).
B: CE-motion-sensitized driven-equilibrium (MSDE) showed enhanced (arrowheads) on intradural ICA (blue dotted circle) (axial image).
C: The 3-dimensional reconstruction fusion image of digital subtraction angiography (DSA) and CE-MSDE showed the location of atherosclerotic changes. The arrowhead reveals the origin of posterior communicating artery.
D, E: Intraoperative findings showed a yellowish on intradural ICA (arrowheads) before (**D**) and after (**E**) neck clipping.

以上のような結果から，MRI CE-MSDE 法による陽性所見は術前検討として考慮されるべきものと思われた．通常の経シルビウス裂アプローチによる硬膜内操作で近位動脈を確保できない場合，ACP 削除の有用性も報告されているが[4)17)]，当施設ではこれにより生じる脳神経や血管損傷，術後髄液漏などの合併症のリスクを無視できないと考え[16)]，原則として NE で PVC を確保している．しかしながら，実際に NE の際には切開創が増えることや頚部頚動脈分岐部周囲の手術操作に伴う合併症などへの配慮を要する[2)11)12)19)]．

われわれの渉猟し得るかぎり，石灰化所見以外 NC に際して，iIC の動脈硬化を予測した報告はない．まだ少数例での検討だが，内頚動脈後交通動脈分岐部動脈瘤に対する脳動脈瘤頚部クリッピング術において近位動脈確保を行うための術前検討項目の 1 つとして，MRI CE-MSDE 法の有用性が示唆された．今後はさらに症例を重ねて，MRI CE-MSDE 法の所見も含めた multi-modality による NC 術前評価が手術ストラテジーに寄与するかを検討していく必要がある．

結　　語

MRI CE-MSDE 法で硬膜内内頚動脈の動脈硬化性変化を予測することができた．multi-modality を用いて手術戦略を検討することで，より安全な手術計画を練ることができる能性がある．

著者全員は日本脳神経外科学会への COI 自己申告を完了しています．本論文の発表に関して開示すべき COI はありません．

文　　献

1) Batjer H, Samson D: Intraoperative aneurysmal rupture: incidence, outcome, and suggestions for surgical management. *Neurosurgery* 18: 701-707, 1986

2) Batjer HH, Samson DS: Retrograde suction decompression of giant paraclinoidal aneurysms. Technical note. *J Neurosurg* 73: 305-306, 1990
3) de Boer OJ, van der Wal AC, Teeling P, *et al*: Leucocyte recruitment in rupture prone regions of lipid-rich plaques: a prominent role for neovascularization? *Cardiovasc Res* 41: 443-449, 1999
4) Dolenc VV: A combined epi- and subdural direct approach to carotid-ophthalmic artery aneurysms. *J Neurosurg* 62: 667-672, 1985
5) Hashimoto Y, Matsushige T, Shimonaga K, *et al*: Vessel wall imaging predicts the presence of atherosclerotic lesions in unruptured intracranial aneurysms. *World Neurosurg* 132: e775-e782, 2019
6) 五十嵐晃平，久下淳史，近藤　礼，ほか：くも膜下出血の原因検索と治療に造影 MR vessel wall imaging が有用であった認知症を伴う高齢者の1例．脳卒中 42: 543-547, 2020
7) Kerwin WS, Oikawa M, Yuan C, *et al*: MR imaging of adventitial vasa vasorum in carotid atherosclerosis. *Magn Reson Med* 59: 507-514, 2008
8) 近藤　礼，山木　哲，毛利　渉，ほか：破裂瘤の同定に造影 MRI が有用であった多発性脳動脈瘤の1例．No Shinkei Geka 42: 1147-1150, 2014
9) Lawton MT, Du R: Effect of the neurosurgeon's surgical experience on outcomes from intraoperative aneurysmal rupture. *Neurosurgery* 57: 9-15, 2005
10) Nagahata S, Nagahata M, Obara M, *et al*: Wall enhancement of the intracranial aneurysms revealed by magnetic resonance vessel wall imaging using three-dimensional turbo spin-echo sequence with motion-sensitized driven-equilibrium: a sign of ruptured aneurysm? *Clin Neuroradiol* 26: 277-283, 2016
11) 中川　翼，大里孝夫，布村　充，ほか：破裂内頚動脈瘤手術と母血管の一時的遮断．脳卒中の外科 19: 143-147, 1991
12) Niibo T, Takizawa K, Sakurai J, *et al*: Prediction of the difficulty of proximal vascular control using 3D-CTA for the surgical clipping of internal carotid artery-posterior communicating artery aneurysms. *J Neurosurg* 10; 1165-1172, 2020
13) Park SK, Shin YS, Lim YC, *et al*: Preoperative predictive value of the necessity for anterior clinoidectomy in posterior communicating artery aneurysm clipping. *Neurosurgery* 65: 281-286, 2009
14) Qiao Y, Zeiler SR, Mirbagheri S, et al: Intracranial plaque enhancement in patients with cerebrovascular events on high-spatial-resolution MR images. *Radiology* 271: 534-542, 2014
15) Rudd JH, Warburton EA, Fryer TD, *et al*: Imaging atherosclerotic plaque inflammation with [18F]-fluorodeoxyglucose positron emission tomography. *Circulation* 105: 2708-2711, 2002
16) Sanai N, Caldwell N, Englot DJ, *et al*: Advanced technical skills are required for microsurgical clipping of posterior communicating artery aneurysms in the endovascular era. *Neurosurgery* 71: 285-294, 2012
17) 清水重利，山道　茜，谷岡　悟，ほか：前床突起切除(anterior clinoidectomy)を施行した内頚動脈-後交通動脈分岐　部動脈瘤(IC-PC AN)の検討．脳卒中の外科 41: 137-142, 2013
18) Texakalidis P, Hilditch CA, Lehman V, *et al*: Vessel wall imaging of intracranial aneurysms: systematic review and meta-analysis. *World Neurosurg* 117: 453-458.e1, 2018
19) 和田孝次郎，大谷直樹，豊岡輝繁，ほか：内頚動脈瘤クリッピング術における頚部内頚動脈確保のための整容に配慮した安全確実な剝離方法．Neurosurg Emerg 23: 49-53, 2018
20) 山木　哲，近藤　礼，佐藤慎治，ほか：多発脳動脈瘤症例の破裂瘤特定における造影 MRI vessel wall imaging の有用性．脳卒中の外科 46: 25-30, 2018

要　旨

内頚動脈後交通動脈分岐部動脈瘤に対する脳動脈瘤頚部クリッピング術において近位動脈確保を行うための MRI 造影 motion-sensitized driven-equilibrium の有用性 —Preliminary study—

佐野　顕史，久下　淳史，近藤　礼，皆川　大悟，佐々木康介，山木　哲，園田　順彦

内頚動脈-後交通動脈瘤(internal carotid artery-posterior communicating artery aneurysm：IC-PC An)に対する脳動脈瘤頚部クリッピング術の際の動脈瘤近位血管確保の際には同部位の動脈硬化の評価が必要である．今回われわれは，MRI contrast-enhanced motion-sensitized driven-equilibrium (CE-MSDE)法を用いた動脈瘤近位血管評価の有用性を検討した．

対象は2019年1月から2023年3月までに開頭クリッピング術を受けたIC-PC An症例12例で，平均年齢は63.0±12.3歳(32-78歳)，男性4名，女性8名であった．未破裂脳動脈瘤が10例，切迫破裂例が2例であった．動脈瘤の平均サイズは7.2±2.2 mm，前床突起から動脈瘤近位頚部までの平均距離は4.4 mm，平均手術時間は5時間10分であった．術前検査としてCT angiography，MRI CE-MSDE法を施行し，術中所見との比較を行い，その有用性を後方視的に検討した．

6例(50.0%)で，術中に頭蓋内内頚動脈(intracranial IC：iIC)に動脈硬化性変化を確認し，このうち1例(16.7%)に石灰化があり，この6例はすべてCE-MSDE法で陽性所見を呈していた．術中に動脈硬化を認めなかった6例中1例(16.7%)にCTで石灰化を認めたが，CE-MSDE陽性例はなかった．したがって，CE-MSDE陽性所見のiICの動脈硬化の予測における感度と特異度は，CTでは16.7%と83.3%であるのに対し，CE-MSDEではいずれも100%であった．

MRI CE-MSDE法はiICにおける動脈硬化性変化の予測因子となる可能性があり，IC-PC Anに対する手術戦略を検討する際に手術前に確認すべき所見の1つであると考えられる．

脳卒中の外科 **52**: 279 ~ 287, 2024

原　著

出血性脳動静脈奇形の複合治療
—地方の基幹施設の実情を踏まえて—

福田　仁，福井　直樹，竹村　光広，濱田　史泰
川西　裕，野中　大伸，中居　永一，上羽　佑亮
細川　雄慎，木田　波斗，上羽　哲也

Multimodal Treatment of Hemorrhagic Arteriovenous Malformations at a Local Core Facility

Hitoshi FUKUDA, M.D., Ph.D., Naoki FUKUI, M.D., Ph.D., Mitsuhiro TAKEMURA, M.D., Ph.D., Fumihiro HAMADA, M.D., Yu KAWANISHI, M.D., Ph.D., Motonobu NONAKA, M.D., Ph.D., Eiichi NAKAI, M.D., Ph.D., Yusuke UEBA, M.D., Ph.D., Yuma HOSOKAWA, M.D., Namito KIDA, M.D., and Tetsuya UEBA, M.D., Ph.D.

Department of Neurosurgery, Kochi Medical School Hospital, Nankoku, Kochi, Japan

Summary: Despite being classified as a high Spetzler & Martin grade, therapeutic intervention is indicated for arteriovenous malformations (AVMs) with a history of bleeding due to their high rebleeding rate. A combination of surgical resection and endovascular therapy is most effective to treat high-grade AVM. However, the corresponding strategy must be designed in a way that ensures procedural risks are minimized. When endovascular procedures are combined, avoiding complications and maximizing surgical safety should be prioritized. To achieve this goal, injecting excessive embolic materials into the nidus should be avoided, as well as aggressive embolization of associated aneurysms and deep feeders. In contrast, intraoperative angiography is crucial for assessing blood flow and identifying residual nidus.

Key words:
・hemorrhagic arteriovenous malformation
・combined treatment
・endovascular therapy
・surgical resection

Surg Cereb Stroke (Jpn) 52: 279-287, 2024

はじめに

出血発症の脳動静脈奇形(arteriovenous malformation：AVM)は再出血率が高いため，Spetzler & Martin(S & M) grade の高いものも摘出術を含めた積極的治療の対象になる[2]．グレードの高い AVM の摘出術に血管内治療の併用は有効だが，血管内治療＋摘出術のリスクがトータルで最小限になるように治療を組み立てる必要がある．地方の基幹病院である高知大学医学部附属病院の AVM 複合治療を紹介する．

地方の基幹施設における AVM 治療の実情

AVM は脳動脈瘤などと比較して希少疾患であるため，人口の少ない県ではそもそも症例が少ない．その中で，高

高知大学医学部附属病院　脳神経外科(受稿日　2024. 2. 6)(脱稿日　2024. 4. 30)〔連絡先：〒783-8505　高知県南国市岡豊町小蓮 185-1　高知大学医学部附属病院　脳神経外科　福田　仁〕[Address correspondence: Hitoshi FUKUDA, M.D., Ph.D., Department of Neurosurgery, Kochi Medical School Hospital, 185-1 Kohasu, Oko-cho, Nankoku, Kochi 783-8505, Japan]

Table 1 Summary of the patients who underwent surgical resection for hemorrhagic AVM in our facility

Case	Age/ sex	Location	Size (mm)	Deep drainer	S & M grade	Pre-op mRS	Pre-op embolization	Complications	6-month mRS
1	11/F	Rt. temporal	12	No	1	1	Yes	Cerebral infarction (embolization)	0
2	42/F	Rt. frontal	62	Yes	4	3	Yes	None	0
3	51/M	Rt. basal ganglia	34	Yes	4	5	Yes	None	5
4	34/F	Lt. frontal	32	Yes	3	0	Yes	Rebleeding (resection)	0
5	12/F	Lt. temporal	23	No	1	0	Yes	None	0
6	56/M	Pineal	11	Yes	2	1	Yes	Cerebral infarction (embolization)	3
7	15/F	Cerebellum	22	Yes	3	2	Yes	None	1
8	51/M	Lt. frontal	7	No	2	3	No	None	0
9	72/F	Lt. temporal	25	Yes	3	1	Yes	Status epilepticus (resection)	2
10	25/M	Rt. temporal	31	Yes	3	3	Yes	Hemianopsia (resection)	2
11	64/F	Cerebellum	21	No	1	4	Yes	None	2
12	74/M	Cerebellum	10	No	1	3	No	None	1

S & M: Spetzler and Martin, mRS: modified Rankin Scale

知県では low-grade の症例は関連の急性期病院で治療されて大学病院には high-grade 症例の紹介が多いことから，高知大学病院では low-grade の治療経験が多くない状態で high-grade の治療を行わなければならないジレンマが存在する．

地方の基幹施設である当院の最近 5 年間（2019-2023 年）の出血性 AVM の治療例を時系列順に **Table 1** に示す．全例で開頭手術による摘出が行われているが，これは脳出血の直接入院が少ないことと，放射線外科の設備をもたないことが影響している．全 12 例中，半数の 6 例を S & M grade 3 もしくは 4 の high-grade が占めており，10 例で術前血管内治療を組み合わせた複合治療を行っている．症候性の合併症は血管内治療後に 2 例，直達術後に 3 例で起こっており，術直前よりも 6 カ月後の modified Rankin Scale（mRS）が低下したのは 2 例であった．

デバイスとテクニックにおいて目覚ましい発展を有する血管内治療であるが，適応症例が少ない状況ではその恩恵を十分に受けることが困難となる．当科では Onyx の導入時にマイクロカテーテル抜去不能に起因した広範な脳梗塞という合併症を経験した（Case 1）．希少疾患においては新規デバイスの知識の蓄積がままならないことを痛感し，以後は血管内手術を必要不可欠な feeder occlusion に留め，nidus 内注入を回避する戦略で治療を行っている．実際に Case 2 以降で nidus 注入を意図的に行ったのはいずれもテント上の Case 3，Case 4 の 2 例のみであった．

Feeder occlusion に留めた血管内治療介入

1. 合併する動脈瘤の可及的早期塞栓

AVM 破裂の急性期再出血は比較的まれではあるが，出血源が AVM 関連動脈瘤である場合は再出血率が高い[6)9)]．AVM による頭蓋内出血において，特に nidus 内もしくは近傍に動脈瘤が存在する場合は，急性期脳動脈瘤破裂に準じて即座に塞栓術を行っている．Case 2 は 42 歳女性で右前頭葉の脳内出血で発症し，脳血管撮影で右前頭葉 AVM の feeder 上に動脈瘤を認めたため発症当日に feeder ごとコイルと Onyx で塞栓した（**Fig. 1**）．

2. 術野からみて深部となる feeder の塞栓

手術において nidus 剥離の終盤まで外科的には遮断できない深部の feeder を術前に塞栓しておくことは有益である．術前塞栓により，表面の feeder を処理した時点で十分な nidus 圧の低下が得られるうえに，脆弱で止血困難になりやすい深部 feeder からの出血を減弱させる効果が得られる．脳深部からの feeder には穿通枝（Case 10，**Fig. 2A, B**）と脳室に関連した血管（脈絡叢動脈や脳室-皮質吻合動脈）（Case 11，**Fig. 2C, D**）があるが，このうち前脈絡叢動脈の choroidal segment は eloquent area の血流障害が起きにくいとされ，術前塞栓のよいターゲットになることがある．ただし，choroidal point を越えてからの脳室内前脈絡叢動脈からも視床や内包への分枝がある例が報告されていることを踏まえ[5)]，当科では全身麻酔下の塞栓時にキシロカイン注入と運動誘発電位を併用した電気生理学的 provocative test を行って，choroidal segment 閉塞の安全性を評価している（Case 10，**Fig. 3**）．

次に，皮質動脈でありながらも血管内治療での遮断が有用である血管として，円蓋部からの距離があり大脳鎌や小脳テントに接している前大脳動脈（anterior cerebral artery：ACA），後大脳動脈，上小脳動脈（superior cerebel-

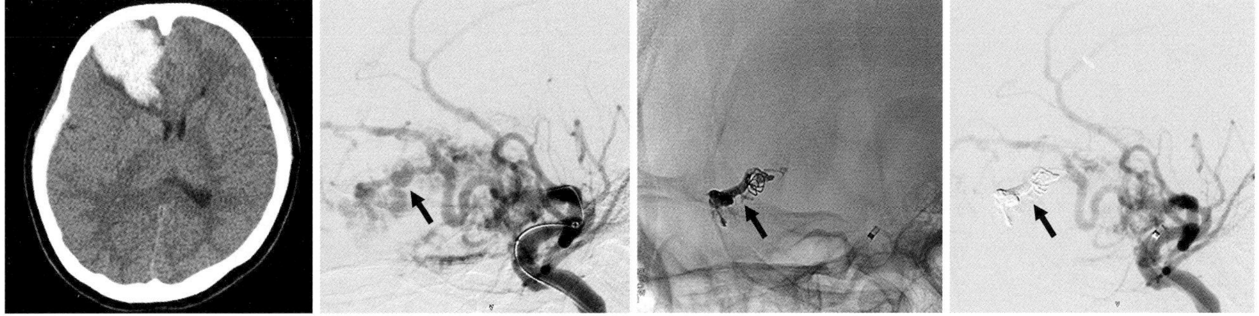

A|B|C|D

Fig. 1 Radiological image of a 42-year-old woman who presented with acute left motor weakness and consciousness disturbance.
A: Head computed tomography (CT) scan displays intracerebral hemorrhage in the right frontal lobe.
B: Lateral view of the right internal carotid angiogram demonstrates a feeder aneurysm in the right orbitofrontal artery (arrow).
C, D: The aneurysm and the feeding artery are embolized with coils and Onyx (arrow) as demonstrated by non-subtracted (**C**) and subtracted (**D**) angiogram.

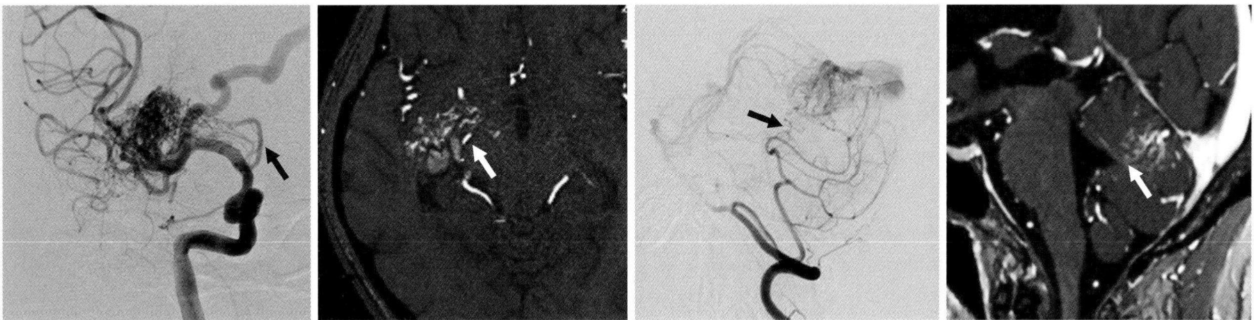

A|B|C|D

Fig. 2 Radiological imaging of deep feeders supplying arteriovenous malformation (AVM).
A, B: Anteroposterior view of right internal carotid angiogram (**A**) and magnetic resonance imaging (MRI) time-of-flight imaging (**B**) display an AVM located in the right inferior horn of the lateral ventricle, supplied by anterior choroidal artery (arrows).
C, D: Lateral view of left vertebral angiogram (**C**) and sagittal view of contrast-enhanced MRI T1-weighted imaging (**D**) demonstrate cerebellar AVM supplied by fourth ventricle-cortical anastomosis (arrows) of the posterior inferior cerebellar artery.

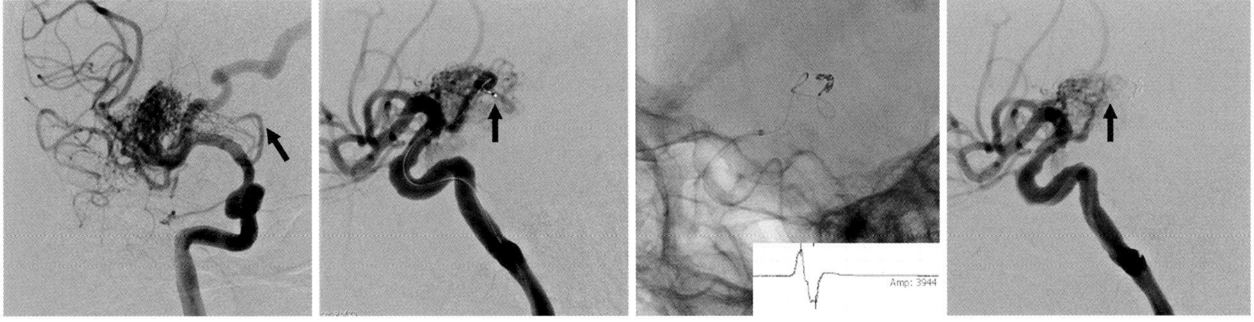

A|B|C|D

Fig. 3 Radiological imaging of preoperative embolization of the feeder from the anterior choroidal artery.
A: Anteroposterior view of right internal carotid angiogram illustrates arteriovenous malformations supplied by the anterior choroidal artery (arrow).
B: The lateral view of the right internal carotid angiogram displays the tip of the microcatheter placed beyond the choroidal point of the anterior choroidal artery (arrow).
C, D: After confirming no deterioration of motor evoked potential (inset) by a provocative test with xylocaine, the choroidal segment of the anterior choroidal artery is obliterated with coils.

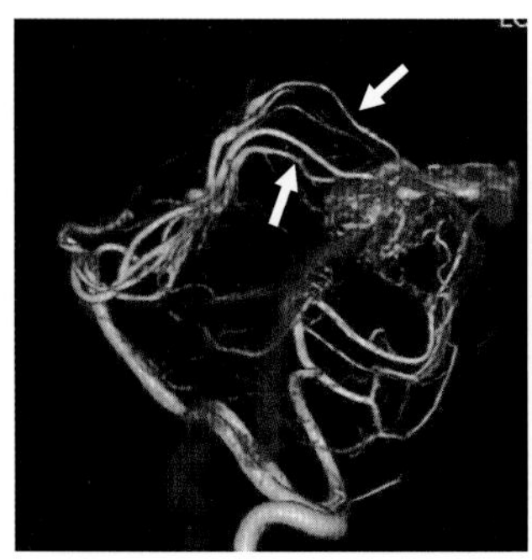
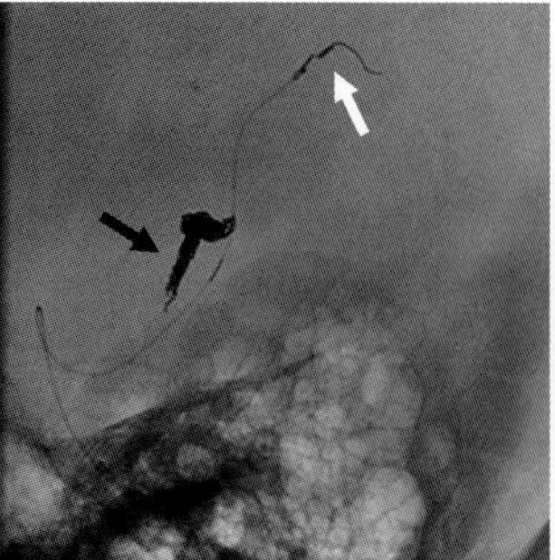
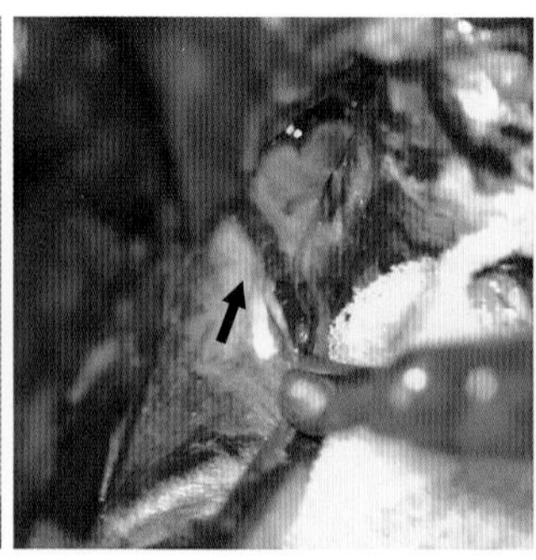
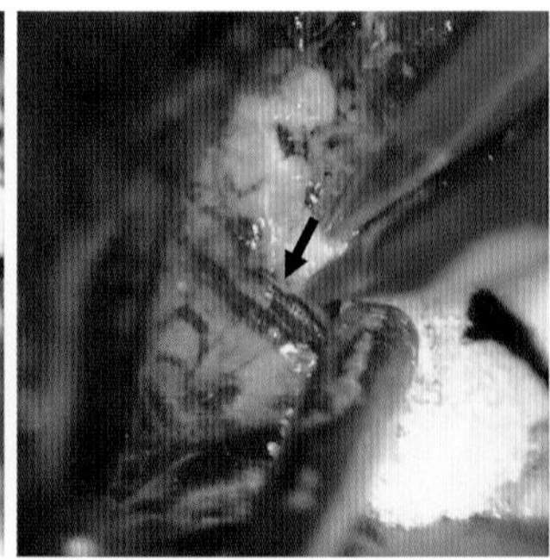

A|B|C|D

Fig. 4 Radiological imaging and intraoperative findings of a 61-year-old woman who presented with subarachnoid hemorrhage.
A: Lateral view of the three-dimensional left vertebral angiogram reveals an arteriovenous malformation (AVM) at the tentorial surface of the cerebellum, supplied by the bilateral superior cerebellar artery (SCA, arrows) and left posterior inferior cerebellar artery.
B: Fluoroscopy during endovascular embolization. Right (black arrow) and left (white arrow) SCA feeders are obliterated with coils.
C, D: Intraoperative findings display feeding arteries from left (**C**) and right (**D**) SCA extending beyond the nidus, which are subsequently coagulated and cut.

lar artery：SCA)が挙げられる．これらのfeederは脳槽の広範な剝離や大脳鎌，小脳テントの離断，もしくはそれらに沿った進入により外科的にもアプローチ可能だが，それでも術者からみてAVMの奥で確保せざるを得ないため，術前血管内治療のメリットは大きい．Case 11は出血発症の小脳AVMであり，両側SCAと左後下小脳動脈がfeederとなっていた．後頭下開頭で手術を行う場合はSCAがnidusの奥に存在するため，術前日に両側SCAをコイルで塞栓した(**Fig. 4A, B**)．手術では左後下小脳動脈を遮断後に内圧が低下したnidusの前方に回って両側SCAを遮断，切断してAVMを摘出した(**Fig. 4C, D**)．Case 4はACAをmain feederとする前頭葉AVMであるが，AVM深部feederの把握の重要性を痛感した合併症症例である．34歳の女性で，てんかん発作で発症し，左前頭葉AVMの根治術を予定した．左ACAからの2本の分枝がmain feederであり，それぞれからOnyxでnidus塞栓を行なった(**Fig. 5A–C**)．手術は両側前頭開頭で2本のmain feederは早期に切断し，出血も少なく剝離が進み，drainerを切断してnidusを摘出した．ところが，その直後より深部の剝離面から出血が始まり止血困難となった(**Fig. 5D**)．止血剤で圧迫して止血が得られ閉創したが，術後3日目にかけて摘出腔内の血腫が拡大したため再開頭することにした(**Fig. 5E**)．術前に脳血管撮影を行うと，術中に切断した2本のmain feederに分岐する前のACAが脳裂内で大きく蛇行している部分から拡張した穿通動脈が摘出腔に向かっているのが確認できた(**Fig. 5F**)．再開頭術においてはACA近位とこの穿通動脈を脳槽，脳裂内で露出し，一時遮断下に穿通動脈を凝固して完全な止血を得た(**Fig. 5G, H**)．1度目の手術時に大脳半球間裂をより近位まで展開してACA近位を確保していれば術後出血を回避できた可能性が高いと反省させられた．

3. 手術の目印としてのfeeder-nidus塞栓

AVMのnidusは周囲くも膜が肥厚していたり，薄い脳皮質を被っていたりして発見に難渋することがある．この場合，脳表にdrainerがあればこれを逆行性にたどることでnidusを同定することができるが，high-gradeのAVMの中には往々にして深部静脈のみを流出路としてもつものが存在し，drainerをたどってnidusを発見することができない．その場合，feederとnidusの境界面に少量の塞栓物質を注入することで手術の目印として有用なことがある．Case 10は25歳，男性．脳室内出血で発症した右側頭葉内側AVMである．術前は前脈絡叢動脈のchoroidal segmentをコイルで塞栓し(**Fig. 6A**)，中大脳動脈からのfeeder 1本にOnyxを少量注入した(**Fig. 6B, C**)．手術では右前頭側頭開頭で側頭葉内側から観察してもnidusがみつからなかったため，術前に塞栓した中大脳動脈分枝のOnyxを末梢に追っていくことで，最小限の皮質切開でnidusに到達することができた(**Fig. 6D, E**)．

4. 術中脳血管撮影の積極的使用

術中脳血管撮影は，意図した範囲のfeeder遮断ができているかどうかの確認と，残存nidusの検出に有用であり，積極的に行っている．Case 2は42歳，女性で，脳出血で発症した最大径62 mmの右前頭葉AVMである．脳血管撮影ではorbitofrontal artery(術前に塞栓済み)と

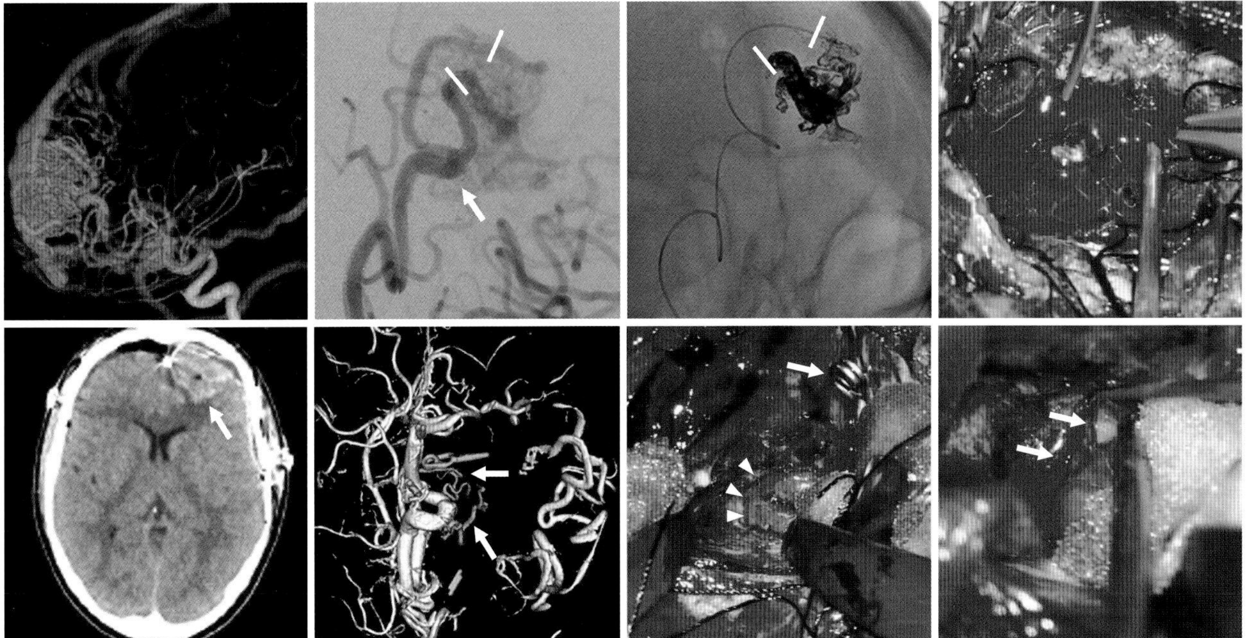

A | B | C | D
E | F | G | H

Fig. 5 Radiological imaging and intraoperative findings of a 34-year-old woman who presented with symptomatic epilepsy.
A: The three-dimensional left internal carotid angiogram reveals left frontal lobe arteriovenous malformation (AVM).
B: A magnified anteroposterior view of the left internal carotid angiogram displays two main feeders arising from the hairpin curve of the anterior cerebral artery (ACA) (arrow). Onyx mass for embolization is expected to reach the white lines.
C: Fluoroscopy during embolization reveals Onyx is injected as planned.
D: Intraoperative photograph immediately after the removal of the nidus. Intractable bleeding occurs from the bottom of the removal cavity, which is ultimately controlled with FloSeal (Baxter Ltd., Tokyo, Japan).
E: Head computed tomography (CT) scan obtained three days after the surgery displays hematoma formation (arrow) suggesting continuous bleeding.
F: The three-dimensional angiogram displays residual deep feeders (arrows) arising from the hairpin curve of the ACA.
G: Intraoperative photograph of the second surgery. ACA proximal to the hairpin curve is temporarily clamped (arrow), and the hairpin curve is exposed (arrowheads).
H: Deep feeders arising from the hairpin curve (arrows) are coagulated and cut to achieve complete hemostasis.

frontopolar artery が feeder であることは判明していたが，ほかに feeder があるかどうか判然としなかった（**Fig. 7A**）．開頭術中に frontopolar artery を遮断して術中血管撮影を行うと AVM の血流がさほど減少していなかったため他にも feeder があると判断し（**Fig. 7B, C**），ACA A2 を前交通動脈から A3 まで追跡すると，A2 から出てすぐに AVM に入る short feeder を 9 本認めたためすべてを遮断，切離した（**Fig. 7D, E**）．あらためて血管撮影を行うと AVM の血流がほぼ消失していたためここから nidus 剝離に移り，安全に摘出することができた（**Fig. 7F, G**）．

Case 11 の小脳 AVM 摘出術では（**Fig. 8A**），SCA，後下小脳動脈からの feeder を遮断し AVM を剝離した．drainer は AVM 上面の 2 本で，右側の drainer は直接，左側の drainer は tentorial sinus を通じて静脈洞交会に流出していた（**Fig. 8B**）．AVM 剝離の途中に左の drainer を nidus から出てすぐの位置で切断し（**Fig. 8C**），最後に右の drainer を切断して摘出した（**Fig. 8D**）．脳血管撮影を行うと摘出腔の左外側に AV シャントが残存しており（**Fig. 8E**），左の drainer と考えていた箇所で AVM を分断してしまっており外側に小さな nidus が残存していることが判明した（**Fig. 8F**）．あらためて nidus を剝離し，drainer を tentorial sinus まで追跡して nidus を追加摘出した（**Fig. 8G**）．脳血管撮影を行い，AVM の完全摘出を確認した（**Fig. 8H**）．

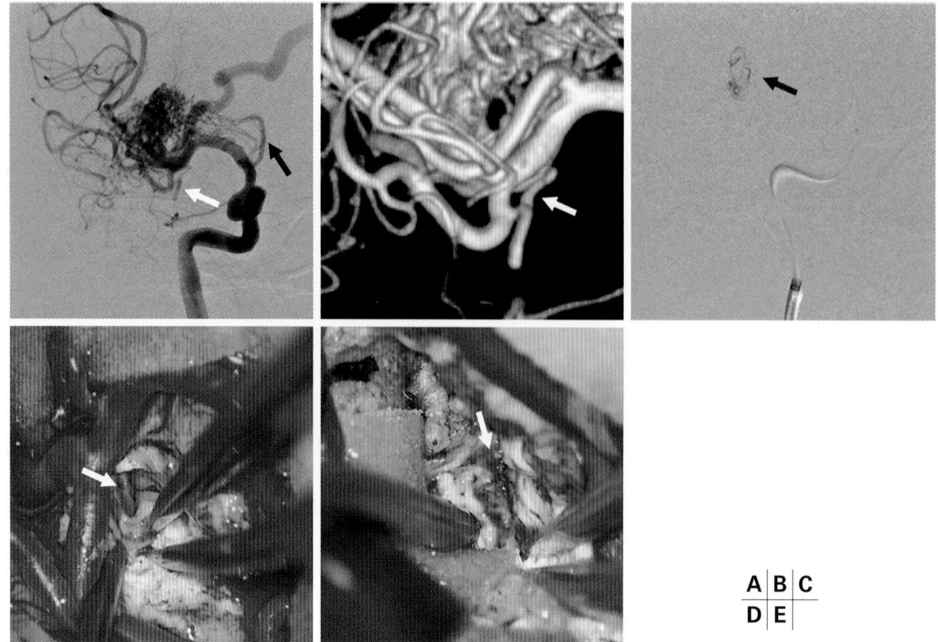

Fig. 6 Radiological imaging and intraoperative findings in a 25-year-old man who presented with intraventricular hemorrhage caused by ruptured arteriovenous malformations (AVM) of the right mesial temporal lobe.
A: Anteroposterior view of the right internal carotid angiogram displays AVM supplied by the anterior choroidal artery (black arrow) and a small feeder from the anterior temporal artery (white arrow).
B: A magnified three-dimensional view of the small feeder from the anterior temporal artery.
C: A small amount of Onyx is injected through the small feeder from the anterior temporal artery.
D: Intraoperative photograph. The small feeder from the anterior temporal artery, with Onyx inside, is observed at the cortical surface of the mesial temporal lobe (arrow).
E: By injecting Onyx through the small feeder, a portion of the nidus is visualized with minimal corticotomy (arrow).

考　察

未破裂 AVM への治療介入と保存的加療の成績を比較したランダム化比較試験である A Randomised trial of Unruptured Brain Arteriovenous malformations（ARUBA）により，S & M grade の高い未破裂 AVM に対する安易な治療介入は控えるべき，というコンセンサスは確立したといえよう[8]．一方，一度出血した AVM の再破裂率は未破裂のそれに比べて高く，S & M grade の高いものも multimodality を駆使した積極的治療の対象になる．AVM の再出血を最も抑制する治療は摘出術であるが，S & M grade の高い AVM の摘出術においては，血管内治療を適切に組み合わせて治療リスクを最小限に抑える戦略が必要となる．

血管内治療は AVM 摘出前の補助治療として有効であるが[11]，手技に関連する合併症率は 6.4-21％と比較的高い[1)10)12]．Onyx は非接着性であるため nidus の閉塞率が上がる利点はあるが，nidus 内に大量に長時間注入するほど合併症リスクが高まる[3]．また，nidus 内の Onyx 大量注入は n-butyl-2-cyanoacrylate（NBCA）と注入方法が異なるため，症例の少ない当施設では習熟に時間がかかると判断した．そこでわれわれは，Onyx 導入後においても補助治療である血管内治療の合併症を最小限に抑えるために nidus 内塞栓を控え，比較的安全な feeder occlusion のメリットを生かすこととした．

深部の feeder 遮断について，治療戦略に特に熟考を要するのは小脳 AVM である．ほとんどの小脳 AVM は上方からの SCA，下方からの後下小脳動脈という双方向からの血流を受けている．小脳 AVM に対して最も術野が広い正中後頭下開頭で摘出術を行う場合，術者からみて深部にあたる SCA を事前に塞栓する意義は大きい．ただ，テント下 AVM の血管内手術はテント上に比べて有意に合併症率が高いことが報告されており，その原因としてテント下の動脈の蛇行が強いことと径が小さいことが挙げられている[11]．そのためわれわれは，特にテント下 AVM に対しては全例で血管内治療を feeder occlusion に留めることとして開頭術に臨んでいる．

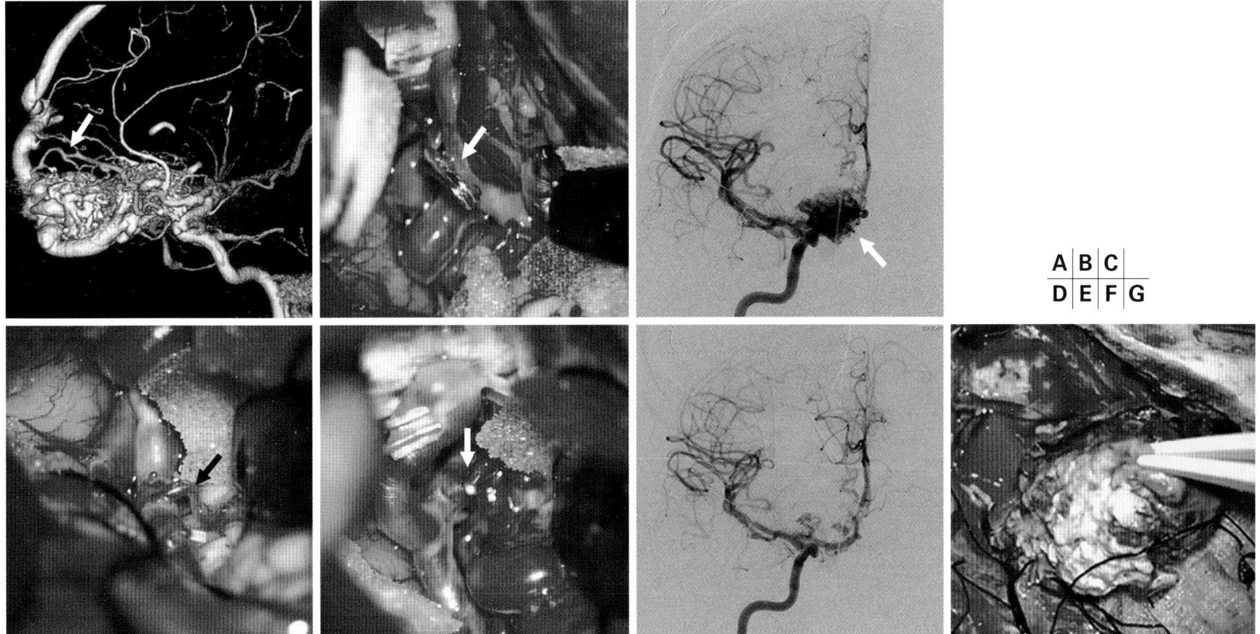

Fig. 7 Radiological imaging and intraoperative findings in a 42-year-old woman who presented with intracerebral hemorrhage caused by ruptured arteriovenous malformations (AVM) of the right frontal lobe.
A: Lateral view of the three-dimensional right internal carotid angiogram displays a feeding artery of the right frontopolar artery (arrow).
B: Intraoperative photograph. The right frontopolar artery is temporarily clamped with an aneurysmal clip (arrow).
C: Intraoperative angiogram displays residual blood flow in the nidus (arrow).
D: A short direct feeder is observed from the A2 segment of the anterior cerebral artery (arrow).
E: Another direct feeder is occluded with a hemoclip (arrow).
F: Repeat intraoperative angiogram reveals a marked reduction of the intranidal blood flow.
G: Total resection of the nidus.

術中脳血管撮影は1回の撮影に30-60分を要するうえに，カテーテル操作に伴う合併症リスクがある．また，AVM全体の視認性がよい例ではindocyanine green videoangiographyでも代用できる部分がある．しかしながら，特にhigh-grade AVMの手術においてはサイズが大きかったり深部に存在したりするために術野からみえにくい箇所の血流評価が正確であることと，術後出血リスクの高い残存nidusを閉創前にみつけ出すことができることから，当科では全例で行っている．

われわれの治療戦略においてはほとんどの例でnidus内の十分な塞栓は行っていないために，摘出術の手技は特に厳守すべきである．早期に周囲の脳槽，脳裂を広く開放して徹底的にfeederを遮断することと，AVMの剝離面においてnidusから飛び出した血管ループを流入流出血管と誤認せずに確実にnidus側に寄せて剝離することは，血管内治療併用の有無にかかわらず重要である．また，不測の事態に備えてfeederのさらに近位の主幹動脈を確保しておくことも，本稿で述べたような合併症を未然に防ぐために大切である．

当院では前述の理由によりfeeder occlusionにとどめる血管内手術介入を旨としているが，新しくAVMの血管内治療に導入されたOnyxは，nidusへの十分量の注入により開頭術の安全性を飛躍的に高め，症例によっては血管内治療単独でAVMを根治せしめる可能性を秘めている．そして経静脈的塞栓，バルーンカテーテルの併用，先端離脱式マイクロカテーテルの導入といった技術とデバイスの進歩により，その根治性と安全性はますます向上することが期待できる[4)7)13)]．Onyxは2018年に硬膜動静脈瘻に対する経動脈的塞栓への適応拡大がなされ，われわれも使用機会が増えたことにより手技に習熟しつつある．われわれのAVMに対する複合手術も，近い将来はより血管内治療の比重が大きいものに移行していくのかもしれない．

結　　語

出血性AVMの複合治療は，施設の事情や手技の習熟度に合わせて血管内治療＋摘出術のリスクがトータルで最小限になるように治療を組み立てる必要がある．われわれの施設は症例が少ないながらもhigh-grade AVMの割合が

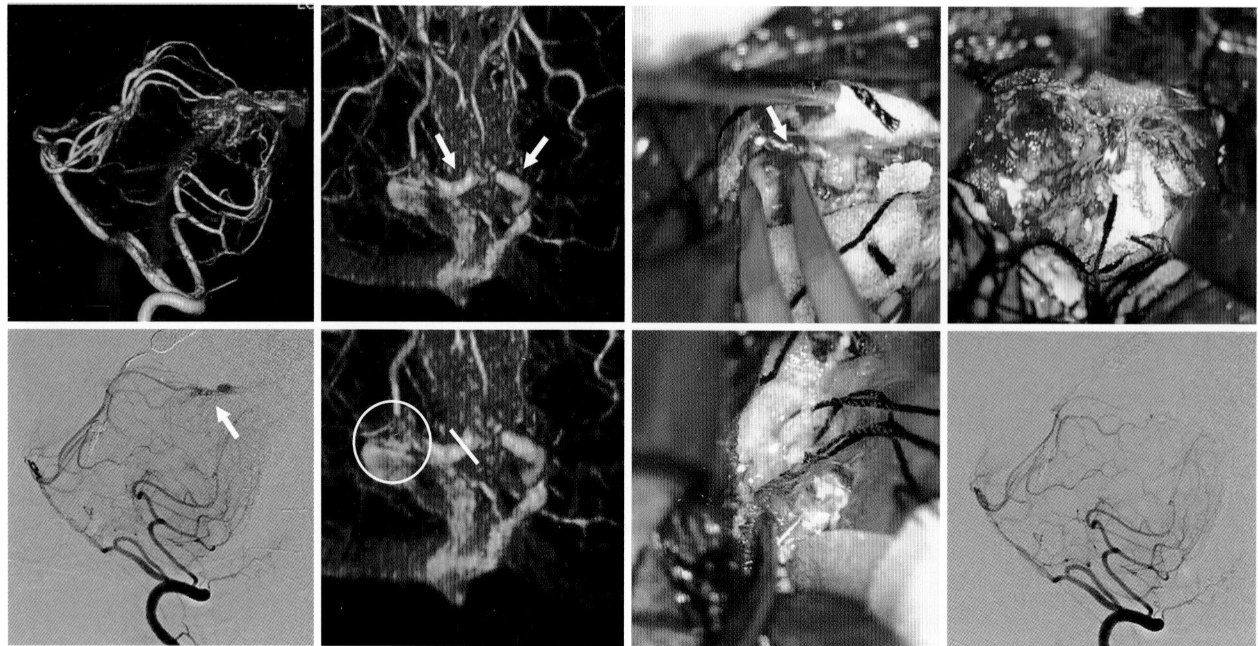

A | B | C | D
E | F | G | H

Fig. 8 Radiological imaging and intraoperative findings in a 61-year-old woman who presented with subarachnoid hemorrhage.
A: Lateral view of the three-dimensional left vertebral angiogram displays arteriovenous malformations (AVM) at the tentorial surface of the cerebellum, supplied by bilateral superior cerebellar artery (SCA, arrows) and left posterior inferior cerebellar artery.
B: A superior view of the three-dimensional angiogram displays two draining veins (arrows) at the superior surface of the nidus.
C: Intraoperative photograph. The left drainer is obliterated and cut (arrow).
D: The nidus is removed.
E: Intraoperative angiogram reveals residual arteriovenous shunt (arrow).
F: A careful review of the angiogram reveals that the left drainer is occluded at the white line and a small nidus directly drains into the tentorial sinus remains (circle).
G: The residual nidus is removed.
H: Repeat angiogram demonstrates complete resection.

高いこと，血管内治療の新規技術とデバイスに習熟するまでに一定の期間を要することを鑑み，feeder occlusion に留めた血管内治療を組み合わせて複合治療を行っており，その工夫の一端を紹介した．

本内容の要旨は第 52 回日本脳卒中の外科学術集会シンポジウムにて発表した．

著者全員は日本脳神経外科学会への COI 自己申告を完了しています．本論文の発表に関して開示すべき COI はありません．

文　　献

1) Baharvahdat H, Blanc R, Termechi R, *et al*: Hemorrhagic complications after endovascular treatment of cerebral arteriovenous malformations. *AJNR Am J Neuroradiol* 35: 978–983, 2014
2) Derdeyn CP, Zipfel GJ, Albuquerque FC, *et al*: Management of brain arteriovenous malformations: A scientific statement for healthcare professionals from the American Heart Association/American Stroke Association. *Stroke* 48: e200–224, 2017
3) Elsenousi A, Aletich VA, Alaraj A: Neurological outcomes and cure rates of embolization of brain arteriovenous malformations with n-butyl cyanoacrylate or Onyx: a meta-analysis. *J Neurointerv Surg* 8: 265–272, 2016
4) Flores BC, See AP, Weiner GM, *et al*: Use of Apollo detachable-tip microcatheter for endovascular embolization of arteriovenous malformations and arteriovenous fistulas. *J Neurosurg* 130: 963–971, 2018
5) 宜保浩彦，外間政信，大沢道彦，ほか：臨床のための脳局所解剖学．東京，中外医学社，2000，pp8–9
6) Kim EJ, Halim AX, Dowd CF, *et al*: The relationship of coexisting extranidal aneurysms to intracranial hemorrhage in patients harboring brain arteriovenous malformations. *Neurosurgery* 54: 1349–1357, 2004
7) Mendes GA, Malani MY, Iosif C, *et al*: Transvenous curative embolization of cerebral arteriovenous malformations: a prospective cohort study. *Neurosurgery* 83: 957–964, 2018

8) Mohr JP, Parides MK, Stapf C, *et al*: Medical management with or without interventional therapy for unruptured brain arteriovenous malformations (ARUBA): a multicentre, non-blinded, randomised trial. *Lancet* 383: 614-621, 2014
9) Perata HJ, Tomsick TA, Tew JM Jr: Feeding artery pedicle aneurysms: association with parenchymal hemorrhage and arteriovenous malformation in the brain. *J Neurosurg* 80: 631-634, 1994
10) Saatci I, Geyik S, Yavuz K, *et al*: Endovascular treatment of brain arteriovenous malformations with prolonged intranidal Onyx injection technique: long-term results in 350 consecutive patients with complete endovascular treatment course. *J Neurosurg* 115: 78-88, 2011
11) Sato K, Matsumoto Y, Tominaga T, *et al*: Complications of endovascular treatment for brain arteriovenous malformations: A nationwide surveillance. *AJNR Am J Neuroradiol* 41: 669-675, 2020
12) Starke RM, Komotar RJ, Otten ML, *et al*: Adjuvant embolization with N-butyl cyanoacrylate in the treatment of cerebral arteriovenous malformations: outcomes, complications, and predictors of neurologic deficits. *Stroke* 40: 2783-2790, 2009
13) Spiotta AM, James RF, Lowe SR, *et al*: Balloon-augmented Onyx embolization of cerebral arteriovenous malformations using a dual-lumen balloon: a multicenter experience. *J Neurointerv Surg* 7: 721-727, 2015

要　旨

出血性脳動静脈奇形の複合治療
—地方の基幹施設の実情を踏まえて—

福田　仁，福井　直樹，竹村　光広，濱田　史泰，川西　裕，野中　大伸
中居　永一，上羽　佑亮，細川　雄慎，木田　波斗，上羽　哲也

出血性脳動静脈奇形(arteriovenous malformation：AVM)はSpetzler & Martin gradeが高いものも治療の対象となる．high-gradeのAVMの治療戦略として直達手術と血管内治療の併用は有効であるが，2つの治療のトータルのリスクが最小となるように治療を組み立てる必要がある．

直達手術の支援として血管内手技を行う場合，血管内手技での安全性を担保しながら，根治治療としての直達手術を最大限に支援する戦略，すなわちnidus内の塞栓物質の注入にはこだわらないこと，合併動脈瘤や深部からの流入動脈には積極的に塞栓術を行うこと，術中脳血管撮影を駆使してnidus内血流と摘出後の残存nidusを的確に評価することが重要である．

脳卒中の外科 **52**: 288～295, 2024

原　著

院内発症脳梗塞の臨床的特徴と転帰
—HARP study—

兼好　健太[1], 祢津　智久[1], 青木　志郎[1], 石井　大造[2], 今村　栄次[3]
下村　怜[3], 溝上　達也[4], 山下　拓史[5], 原　直之[5], 松重　俊憲[6]
野村　栄一[7], 河野　智之[7], 廣常　信之[8], 越智　一秀[9], 仲　博満[9]
木下　直人[9], 富永　篤[10], 岐浦　禎展[10], 堀江　信貴[2], 丸山　博文[1]

Clinical Characteristics and Outcomes of In-hospital Ischemic Stroke and Community-onset Ischemic Stroke from HARP Study

Kenta KANEYOSHI, M.D.[1], Tomohisa NEZU, M.D.[1], Shiro AOKI, M.D.[1], Daizo ISHII, M.D.[2], Eiji IMAMURA, M.D.[3], Ryo SHIMOMURA, M.D.[3], Tatsuya MIZOUE, M.D.[4], Hiroshi YAMASHITA, M.D.[5], Naoyuki HARA, M.D.[5], Toshinori MATSUSHIGE, M.D.[6], Eiichi NOMURA, M.D.[7], Tomoyuki KONO, M.D.[7], Nobuyuki HIROTSUNE, M.D.[8], Kazuhide OCHI, M.D.[9], Hiromitsu NAKA, M.D.[9], Naoto KINOSHITA, M.D.[9], Atsushi TOMINAGA, M.D.[10], Yoshihiro KIURA, M.D.[10], Nobutaka HORIE, M.D.[2], and Hirofumi MARUYAMA, M.D.[1]

[1]Department of Clinical Neuroscience and Therapeutics, Hiroshima University Graduate School of Biomedical and Health Sciences, [2]Department of Neurosurgery, Hiroshima University Graduate School of Biomedical and Health Sciences, [3]Department of Neurology, Suiseikai Kajikawa Hospital, [4]Department of Neurosurgery, Suiseikai Kajikawa Hospital, [5]Department of Neurology, Hiroshima City North Medical Center Asa Citizens Hospital, [6]Department of Neurosurgery and Interventional Neuroradiology, Hiroshima City North Medical Center Asa Citizens Hospital, [7]Department of Neurology, Hiroshima City Hiroshima Citizens Hospital, [8]Department of Neurosurgery, Hiroshima City Hiroshima Citizens Hospital, [9]Department of Neurology, Hiroshima Prefectural Hospital, and [10]Department of Neurosurgery and Endovascular Therapy, Hiroshima Prefectural Hospital, Hiroshima, Japan

Summary: Background: The precise prevalence of in-hospital ischemic stroke (IHIS) may vary among healthcare institutions, but it is universally recognized as a significant concern within medical care settings. Patients with IHIS exhibit severe clinical comorbidities, such as chronic heart failure or active cancer. We aimed to investigate the clinical characteristics and outcome indicators among patients with IHIS using a multicenter stroke registry (The Hiroshima Acute Stroke Retrospective and Prospective Registry Study: HARP study) in Hiroshima city, Japan.
Methods: Patients with consecutive acute ischemic stroke within 7 days of stroke onset were enrolled in five primary stroke centers in Hiroshima city from July 2020 to March 2022. The patients were cate-

Key words:
- in-hospital ischemic stroke
- community-onset ischemic stroke
- stroke

Surg Cereb Stroke (Jpn) 52: 288-295, 2024

[1]広島大学病院　脳神経内科，[2]広島大学病院　脳神経外科，[3]翠清会梶川病院　脳神経内科，[4]翠清会梶川病院　脳神経外科，[5]広島市立北部医療センター安佐市民病院　脳神経内科，[6]広島市立北部医療センター安佐市民病院　脳神経外科・脳血管内治療科，[7]広島市立広島市民病院　脳神経内科，[8]広島市立広島市民病院　脳神経外科，[9]県立広島病院　脳神経内科，[10]県立広島病院　脳神経外科・脳血管内治療科（受稿日　2023. 11. 4）（脱稿日　2024. 4. 30）〔連絡先：〒734-8551　広島県広島市南区霞 1-2-3　広島大学病院　脳神経内科　祢津智久〕［Address correspondence: Tomohisa NEZU, M.D., Department of Clinical Neuroscience and Therapeutics, Hiroshima University Graduate School of Biomedical and Health Sciences, 1-2-3 Kasumi, Minami-ku, Hiroshima, Hiroshima 734-8551, Japan］

gorized into two groups: those with IHIS and those with community-onset ischemic stroke (COIS). Stroke outcomes, namely a 3-month modified Rankin Scale score (mRS) indicative of poor functional outcome (mRS score of 3–6), were assessed.
Results: Of the 2,470 patients with consecutive acute ischemic stroke, 103 (4.2%) were categorized into the IHIS group. The patients with IHIS had higher prevalence of diabetes mellitus (p=0.004), atrial fibrillation (p=0.025), coronary heart disease (p=0.007), chronic heart failure (p＜0.001), and hemodialysis (p=0.024) than did those with COIS. The patients with IHIS exhibited severe neurological deficits at stroke onset compared with those with COIS (median 7 vs. 3, p＜0.001). Of the 2,470 patients, 385 (15.6%) had reperfusion therapy (intravenous thrombolysis or/and endovascular therapy). The rates of reperfusion therapy were higher among those with IHIS than among those with COIS (35.9% vs. 14.7%, p＜0.001). For the 1,210 patients with premorbid mRS 0–2, multivariable analysis revealed that the presence of IHIS was independently associated with poor stroke outcomes after adjusting for several confounding factors (odds ratio: 2.20, 95% CI: 1.05–4.62).
Conclusion: IHIS cases often involve severe comorbidities and neurological conditions, and reperfusion procedures are frequently necessary. The clinical outcomes of IHIS tend to be unfavorable.

はじめに

院内発症脳梗塞(in-hospital ischemic stroke：IHIS)は，脳卒中全体の2-17%と報告されている[8]．院内脳卒中患者は，市中発症脳卒中患者と比較し，心血管リスクの合併や，悪性腫瘍の合併が多い[4)12]．また，院内発症脳梗塞は，診断，治療が遅れるという報告も散見される[7)19]．院内発症脳卒中患者は，多彩な患者背景を有することに加え，脳卒中発見の遅れや診断の遅れなどの因子を伴い，市中発症脳梗塞患者に比べ，転帰不良であることが報告されている[7]．

われわれは，2020年7月から広島市内の一次脳卒中センターである5つの病院で，共通のデータベースを用いる多施設共同の脳卒中レジストリ(The Hiroshima Acute Stroke Retrospective and Prospective Registry Study：HARP study)を立ち上げ，急性期脳卒中診療実態を把握し，広島における脳卒中診療の質の向上を目指すことを目的とした研究を行っている[3]．本研究では，HARP studyのデータを用いて院内発症脳梗塞(IHIS)と市中発症脳梗塞(community-onset ischemic stroke：COIS)の臨床的特徴の違い，転帰との関連を調査した．IHISにおいては，追加項目を調査し，転帰に関連する因子を検討した．

対象・方法

対象は2020年7月から2022年3月までの期間に，広島市内の一次脳卒中センター(広島大学病院，広島市立市民病院，県立広島病院，広島市立北部医療センター安佐市民病院，翠清会梶川病院)の脳神経内科および脳神経外科が主科または併診で入院加療を行った発症7日以内の急性期脳梗塞2,470例である．HARP studyは，共通のデータベースの必須項目として，年齢，性，脳梗塞病型(TOAST分類)，入院年月日(院内発症症例は脳卒中発症日時)，院内発症の有無，発症前modified Rankin Scale(mRS)，来院時(発症時)National Institutes of Health Stroke Scale(NIHSS)，高血圧症，脂質異常症，糖尿病，血液透析，心房細動，虚血性心疾患，慢性心不全，再開通療法(rt-PA静注療法，血管内治療)，退院年月日，退院時mRS，3カ月後mRSを収集した後ろ向きコホート研究である．本研究は，院内発症脳梗塞に焦点を当て，院内発症脳梗塞(IHIS)とそれ以外の脳梗塞を市中発症脳梗塞(COIS)と定義し，上記必須項目の両群間での違いを検討した．本検討において，他医療機関に入院中あるいは施設に入所中に発症した脳梗塞の転院搬送例の有無については，調査できておらず，これらの症例が市中発症脳梗塞に一定程度含まれている可能性がある．また，癌関連脳梗塞，いわゆるトルソー症候群はTOAST分類のその他の脳梗塞(determined etiology)に分類した．

IHISに関しては，上記必須項目に加えて入院診療科，入院時病名，活動性悪性腫瘍の有無(6カ月以内に診断，もしくはなんらかの治療を要した，再発性，遠隔転移)[14]，術後覚醒時発見の有無，最終健常確認時刻(last known well：LKW)，発見時刻，脳卒中診療医の診療開始時刻(door)を後ろ向きに調査した．本研究は，広島大学病院を主施設として倫理委員会の承認を得ており(E2020-2297)，各施設においても独自の倫理委員会の承認を受けている．

統計解析は，JMP® Pro 16.2.0(SAS Institute, Cary, NC, USA)を用いて施行した．単変量解析の有意差の検定では，Studentのt検定，Wilcoxonの順位和検定，χ^2検定，Fisherの正確確率検定を用い，いずれも$p<0.05$を有意差ありとした．多変量解析では，3カ月後mRS 3-6を転帰不良と定義し，転帰不良群を目的変数として，単変量解析で用いた患者背景因子を説明変数とした．ステップワイズ

Table 1 Comparisons between patients with in-hospital ischemic stroke (IHIS) and those with community-onset ischemic stroke (COIS)

	IHIS (n=103)	COIS (n=2,367)	p
Age (y)	74.3 ± 12.3	75.8 ± 12.5	0.23
Female	45 (43.7%)	1,020 (43.1%)	0.92
Hypertension (n=2,454)	70 (69.3%)	1,767 (78.1%)	0.20
Diabetes mellitus (n=2,465)	44 (44.0%)	703 (30.0%)	0.004
Dyslipidemia (n=2,449)	47 (46.5%)	1,143 (48.7%)	0.69
Atrial fibrillation	35 (34.0%)	562 (23.7%)	0.025
Chronic heart failure (n=2,303)	31 (33.3%)	263 (11.9%)	＜0.001
Coronary artery disease (n=2,305)	19 (20.4%)	238 (10.8%)	0.007
Hemodialysis (n=2,463)	5 (4.9%)	35 (1.5%)	0.024
Premorbid mRS (n=2,451)	1 (0-3)	0 (0-2)	0.005
NIHSS score at admission (n=2,407)	7 (2-14)	3 (1-8)	＜0.001
Stroke subtype (n=2,465)			＜0.001
Small vessel occlusion	6 (5.8)	497 (21.0)	
Large artery atherosclerosis	11 (10.7)	503 (21.3)	
Cardioembolism	38 (36.9)	557 (23.6)	
Others (determined)	38 (36.9)	542 (23.0)	
Others (undetermined)	10 (9.7)	263 (11.1)	
Reperfusion therapy	37 (35.9)	348 (14.7)	＜0.001
IV rt-PA	8 (21.6)	159 (45.7)	
Endovascular therapy	23 (62.2)	86 (24.7)	
Combined	6 (16.2)	103 (29.6)	
mRS at 3 months (n=1,487)	4 (2-5)	2 (1-4)	＜0.001

mRS: modified Rankin Scale, NIHSS: National Institutes of Health Stroke Scale, rt-PA: recombinant tissue-type plasminogen activator

変数減少法を用い，閾値 p 値 0.1 以上の因子を除外し，残った因子で名義ロジスティック解析を施行した.

結　　果

1. 院内発症脳梗塞(IHIS)と市中発症脳梗塞(COIS)の臨床的特徴の違い

対象期間に登録された急性期脳梗塞 2,470 例のうち，103 例(4.2%)が IHIS であった．IHIS は，COIS と比べ，糖尿病(44.0% vs. 30.0%，p = 0.004)，心房細動(34.0% vs. 23.7%，p = 0.025)，虚血性心疾患(20.4% vs. 10.8%，p = 0.007)，慢性心不全(33.3% vs. 11.9%，p＜0.001)，血液透析(4.9% vs. 1.5%，p = 0.024)の有病率が高かった(**Table 1**)．IHIS は，発症前 mRS が高く〔中央値(四分位)，1(0-3) vs. 0(0-2)，p = 0.024〕，発症時 NIHSS score も有意に高値であった〔中央値(四分位)，7(2-14) vs. 3(1-8)，p＜0.001〕．脳梗塞病型においても両群間で差を認め(p＜0.001)，IHIS は，COIS に比べると，心原性脳塞栓症，その他の脳梗塞(determined etiology)の割合が高かった(それぞれ 36.9% vs. 23.6% and 36.9% vs. 23.0%)．全症例中 385 例(15.6%)で再開通療法が施行され，IHIS で有意に施行率が高かった(35.9% vs. 14.7%，p＜0.001)．その内訳においても両群間で差を認め，IHIS 群は血管内治療単独の割合が COIS 群よりも多かった(62.2% vs. 24.7%)．3 カ月後 mRS は IHIS で有意に高値であった〔中央値(四分位)，4(2-5) vs. 2(1-4)，p＜0.001，**Fig. 1**〕.

2. 3 カ月後転帰不良に関連する因子

急性期脳梗塞 2,470 例のうち，発症前 mRS 3 以上の 481 例，3 カ月後 mRS 調査不明の 779 例を除外した 1,210 例で，3 カ月後転帰不良(mRS 3-6)に関連する因子の検討を行った(**Table 2**)．転帰不良例は，良好例と比べると，高齢で(78.5 ± 10.7 歳 vs. 70.3 ± 12.8 歳，p＜0.001)，女性が多く(46.4% vs. 32.3%，p＜0.001)，心房細動(35.3% vs. 20.5%，p＜0.001)，慢性心不全(22.1% vs. 7.1%，p＜0.001)，血液透析(4.2% vs. 1.4%，p = 0.004)の合併が有意に多かった．また，転帰不良例は，発症前 mRS が高く〔中央値(四分位)，0(0-1) vs. 0(0-0)，p＜0.001〕，発症時 NIHSS も有意に高値であった〔8(4-17) vs. 2(1-4)，p＜0.001〕．院内発

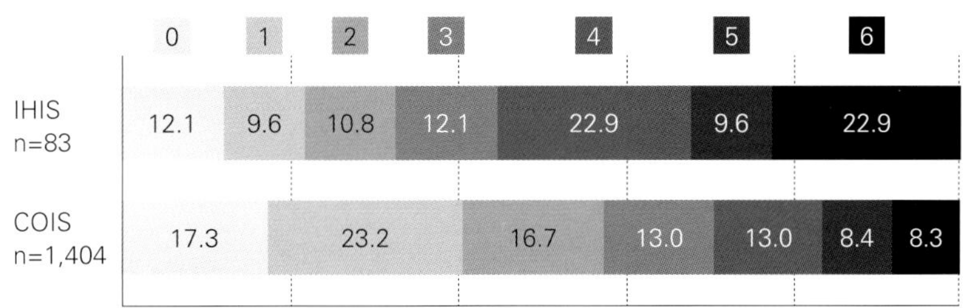

Fig. 1 Comparison of clinical outcomes at 3 months between patients with in-hospital ischemic stroke (IHIS) and those with community-onset ischemic stroke (COIS).

Table 2 Comparisons between patients with good outcome (modified Rankin scale [mRS] 0–2) and those with poor outcome (mRS 3–6) at 3 months

	Good outcome (n=805)	Poor outcome (n=405)	p
Age (y)	70.3 ± 12.8	78.5 ± 10.7	<0.001
Female	260 (32.3%)	188 (46.4%)	<0.001
Hypertension (n=1,203)	581 (72.6%)	292 (27.5%)	0.95
Diabetes mellitus (n=1,198)	227 (28.5%)	118 (29.4%)	0.74
Dyslipidemia (n=1,198)	390 (48.9%)	185 (46.3%)	0.43
Atrial fibrillation	165 (20.5%)	143 (35.3%)	<0.001
Chronic heart failure (n=1,121)	53 (7.1%)	82 (22.1%)	<0.001
Coronary artery disease (n=1,121)	82 (10.9%)	33 (8.9%)	0.35
Hemodialysis (n=1,206)	11 (1.4%)	17 (4.2%)	0.004
Premorbid mRS (n=1,196)	0 (0–0)	0 (0–1)	<0.001
NIHSS score at admission (n=1,176)	2 (1–4)	8 (4–17)	<0.001
Stroke subtype (n=1,209)			<0.001
Small vessel occlusion	207 (25.8%)	38 (9.4%)	
Large artery atherosclerosis	162 (20.2%)	89 (22.0%)	
Cardioembolism	164 (20.4%)	143 (35.3%)	
Others (determined)	175 (21.8%)	97 (24.0%)	
Others (undetermined)	96 (11.9%)	38 (9.4%)	
In-hospital stroke	24 (3.0%)	31 (7.7%)	<0.001
Reperfusion therapy	141 (17.5%)	138 (34.1%)	<0.001

NIHSS: National Institutes of Health Stroke Scale

症脳梗塞の割合は，転帰不良例で高く(7.7% vs. 3.0%，p<0.001)，再開通療法施行率も，転帰不良例で高かった(34.1% vs. 17.5%，p<0.001)．多変量解析では，高齢，女性，糖尿病，血液透析，発症前mRS，発症時NIHSS，院内発症脳梗塞(OR 2.20，95% CI 1.05-4.62，p=0.038)が正に転帰不良に関連し，再開通療法の存在は負に関連した(OR 0.64，95% CI 0.42-0.98，p=0.036)(**Table 3**)．

3. 院内発症脳梗塞の入院診療科，入院病名，発症状況

院内発症脳梗塞103例中，入院時の診療科は，循環器内科が26例(25.2%)と最多であり，次に心臓血管外科14例(13.6%)と循環器系の診療科が多く，続いて呼吸器内科，消化器内科，整形外科，脳神経内科/脳神経外科の順番であった(**Fig. 2A**)．入院病名は，悪性腫瘍が28例(27.2%)と最多であり，続いて心不全13例(12.6%)，感染症12例(11.7%)，冠動脈疾患，弁膜症性疾患の順番であった(**Fig. 2B**)．103例中11例(10.7%)が術後覚醒時に覚醒遅延や上下肢の麻痺などで発見された症例であり，最終健常確認時刻(LKW)から脳卒中診療医の診察開始時間(door)までの時間は中央値180分(四分位 65-853分，n=97)，発見から診察開始までの時間は中央値56分(四分位 12-210分，n=98)であり，発見から脳卒中診療医が30分以内に診察できた症例は103例中(時間不明の5例を含む)40例(38.8%)，60分以内に診察できた症例は55例(53.4%)で

Table 3 Indicators associated with poor outcome at 3-months

	Odds ratio	95% CI	p
Age, per 1 year increase	1.04	1.03–1.06	<.001
Female	1.52	1.12–2.05	0.007
Diabetes mellitus	1.42	1.04–1.96	0.030
Hemodialysis	3.86	1.54–9.69	0.004
Premorbid mRS, per 1 point increase	1.47	1.19–1.82	<.001
NIHSS score at admission, per 1 point increase	1.16	1.13–1.19	<.001
In-hospital stroke	2.20	1.05–4.62	0.038
Reperfusion therapy	0.64	0.42–0.98	0.036

Multivariate logistic analysis was performed to identify the indicators (age, sex, hypertension, diabetes mellitus, dyslipidemia, atrial fibrillation, chronic heart failure, coronary artery disease, hemodialysis, premorbid mRS, NIHSS score at admission, in-hospital stroke, and reperfusion therapy) for poor stroke outcome at 3-months using a backward selection procedure with a p value >0.10 as the exclusion criterion for the likelihood ratio test.
mRS: modified Rankin Scale, NIHSS: National Institutes of Health Stroke Scale, CI: confidence interval

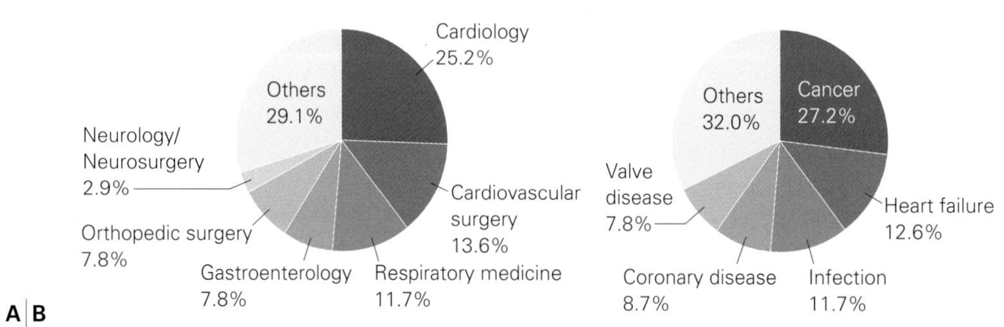

Fig. 2 **A**: Distribution of inpatient departments among patients with in-hospital ischemic stroke.
B: Distribution of hospitalization diseases among patients with in-hospital ischemic stroke.

あった．

4. 院内発症脳梗塞の転帰不良に関連する因子

院内発症脳梗塞103例中，発症前mRS 3以上の31例，3カ月後転帰不明の3例を除外した69例で転帰不良に関連する因子を検討した(**Table 4**)．69例中35例(50.7%)が転帰不良であり，転帰不良例は，良好例と比べると，高齢で(77.8±11.3歳 vs. 69.9±12.5歳，p=0.008)，心房細動(51.4% vs. 17.7%，p=0.003)，慢性心不全(45.7% vs. 11.8%，p=0.002)，血液透析(11.4% vs. 0.0%，p=0.042)の合併が有意に多かった．また，転帰不良例は発症前mRSが高く〔中央値(四分位)，0(0-1.5)vs. 0(0-0)，p=0.010〕，発症時NIHSSが高値であり〔9(4.3-14)vs. 2(1-5)，p<0.001〕，再開通療法施行率も高かった(42.9% vs. 17.7%，p=0.023)．最終健常確認時刻や発見時刻から脳卒中診療医による診療開始までの時間に関しては，転帰に関連しなかった．

考　察

本検討は，脳卒中多施設共同レジストリからIHISの臨床的特徴を調査し，IHISはCOISに比べて，糖尿病，心房細動，慢性心不全，冠動脈疾患，血液透析などのリスク因子を高率に合併していること，発症時の神経学的所見が重度であることを示し，さらにそれらの因子で調整後も，院内発症という因子は転帰が不良であることを明らかにした．

本検討におけるIHISの割合は，全体の4.3%であり，中国の単施設の検討では16.6%[15]，11.9%[16]，日本の単施設の検討では7.8%と報告され[22]，これらよりも低い傾向であったが，日本の多施設共同研究であるJ-MUSIC registryからは4.4%[12]，スウェーデンのnationwide studyにおいては4.9%[5]と報告されており，これらのコホート研究とほぼ同様であった．臨床的特徴については，IHISはCOISよりも心房細動[12]，冠動脈疾患[16,22]の有病率が高いことが報告されており，循環器内科や心臓血管外科での入

Table 4 Comparisons between IHIS patients with good outcome (modified Rankin scale [mRS] 0–2) and those with poor outcome (mRS 3–6) at 3 months

	Good outcome (n=34)	Poor outcome (n=35)	p
Age (y)	69.9 ± 12.5	77.8 ± 11.3	0.008
Female	13 (38.2%)	15 (42.9%)	0.81
Hypertension	25 (73.5%)	25 (71.4%)	0.85
Diabetes mellitus	16 (47.1%)	11 (31.4%)	0.18
Dyslipidemia	16 (47.1%)	17 (48.6%)	0.90
Atrial fibrillation	6 (17.7%)	18 (51.4%)	0.003
Chronic heart failure	4 (11.8%)	16 (45.7%)	0.002
Coronary artery disease	10 (29.4%)	8 (22.9%)	0.54
Hemodialysis	0 (0.0%)	4 (11.4%)	0.042
Active cancer	12 (35.3%)	12 (34.3%)	0.93
Premorbid mRS	0 (0–0)	0 (0–1.5)	0.010
NIHSS score at admission (n=62)	2 (1–5)	9 (4.3–14)	<0.001
Stroke subtype			0.120
Small vessel occlusion	3 (8.8)	1 (2.9)	
Large artery atherosclerosis	5 (14.7)	2 (5.7)	
Cardioembolism	9 (17.7)	16 (45.7)	
Others (determined)	2 (5.9)	2 (5.7)	
Others (undetermined)	18 (52.9)	14 (40.0)	
Reperfusion therapy	6 (17.7)	15 (42.9)	0.023
Postoperative awakening onset	3 (8.8)	7 (20.0)	0.19
LKW-door* (min)	216 (78–625)	169.5 (53.8–910.5)	0.45
Onset-door*	60 (20–270)	57 (8.3–375)	0.61

*Door refers to the time when stroke specialists initiate the examination of a patient
NIHSS: National Institutes of Health Stroke Scale, LKW: last known well

院症例が多いことなど[18]，循環器系疾患を背景にもつ症例がIHISに関連していると考えられる．また，悪性腫瘍の合併が多いことも報告されており[15)22]，われわれのHARP studyは，コホート全体における悪性腫瘍の有無を調査できていないという限界があるものの，IHIS症例のみを後方視的に調査すると，悪性腫瘍で入院加療中の症例が27.2%と入院病名の最多であった．IHISはこのような循環器系疾患や悪性腫瘍の背景をもつことから，発症時の神経学的所見が重度であること[12)16]，そして転帰不良であることが報告されている．また，本研究においても，IHISはCOISに比べると転帰不良であった．

IHISは，COISに比べると，再開通療法の割合は高く，転帰不良であった．また，コホート全体において単変量解析では，転帰不良群で再開通療法施行率が有意に多かった．再開通療法施行群(n＝279)は，未施行群(n＝931)と比べると，高齢で(75.3±11.5歳 vs. 72.4±13.0歳，p＜0.001)，NIHSS高値(中央値12 vs. 2，p＜0.001)の重症脳梗塞が多く，これらの因子が単変量解析では影響したものと考える．多変量解析においては，再開通療法施行は転帰良好に寄与する結果であった．近年，主幹動脈閉塞脳梗塞に対する血管内治療は，転帰を劇的に改善し[10]，早期の治療介入，有効再開通により，良好な転帰が得られ得る[20]．IHISは，悪性腫瘍，外科治療などの患者背景，脳卒中発症前の日常生活レベル不良，脳卒中発症後の診断や治療の遅れのため，転帰不良が多いが[19]，再開通療法を受けたIHISにかぎればCOISよりも症状認識から脳卒中診療医への連絡時間や穿刺までの時間など，治療遅延因子の時間が短いことも報告されており[6)16]，COISと比べてIHISのほうが再開通療法の早期介入が可能な症例が一定数含まれていることが示唆される．また，IHISは，悪性腫瘍の合併が多いが，悪性腫瘍合併虚血性脳卒中に対する血管内治療のシステマティック・レビューでは，再開通率や安全性について非悪性腫瘍合併虚血性脳卒中と同等であるとされており[2]，治療適応患者には積極的な治療介入を検討してよいと考えられる．

本検討では，発見から診察までの時間は転帰に関連しなかったが，一般的には，IHISにかぎらず脳梗塞は，早期発見，早期治療が非常に重要であり，再開通療法施行率をいかにして向上させるかが重要な課題である．本検討は，IHIS患者において，主治医や看護師などによる発見から脳卒中診療医の診察開始までの時間が30分以内だったのが38.8%，60分以内が53.4%であった．広島大学病院単施設において，2010年から2019年のIHIS 54例を対象に調査した検討では，30分以内に診察開始した割合は17%，60分以内の割合は45%であり[13]，単施設のデータとの比較にはなるが，当時に比べると診療開始時間までの時間短縮ができている．一方で，本調査でも後方視的にみると，入院主治医が診察，頭部CTを撮像して病室に戻ってから脳卒中診療医に相談があった症例も少なからず存在した．IHISの再灌流遅延に関連する因子として，脳卒中認識から画像化，血管内治療開始までの時間が長いこと[1)21)]や，脳卒中診療医への相談の遅れ[1)]，脳卒中訓練を受けていない医療従事者による初期対応[17)]が挙げられる．IHISの初期対応の遅延による転帰不良を軽減するための方法として，脳卒中チームの確立[9)]，脳卒中コード対応プロトコール[11)]などが報告されている．各施設における症例ごとの振り返り，入院診療科，看護スタッフとの情報共有，脳卒中を疑ったときの院内連絡先の周知など，院内発症脳卒中に対する時間短縮への取り組み，啓発が重要であると考える．

本検討のlimitationとして，IHISの詳細なデータ収集は後方視的であり，時間経過や背景因子を詳細に把握できなかった症例が含まれている点，3カ月後mRS評価不明の症例が少なからず存在しバイアスがかかっている点が挙げられる．また，他医療機関におけるIHISの転院搬送例は，本検討では一定程度COISに含まれている点も大きなlimitationである．他医療機関のIHISのうちには，一般病床におけるIHISの転院搬送例だけでなく，療養病院のIHISの転院搬送例など，施設入所中に発症した市中発症脳梗塞と類似する症例も一部含まれる．今後はCOISにおける他医療機関のIHISの転院搬送例の割合，他医療機関の特徴，脳卒中センター搬送までの時間の遅延因子など，さらなる追加検討が必要であると考える．

結　　語

広島市内における一次脳卒中センターのIHIS症例は全脳梗塞の4.2%であり，心血管リスク因子の合併が多く，循環器系疾患や悪性腫瘍を背景に有しており，転帰不良であった．IHISの臨床的特徴を他診療科医師，メディカルスタッフと振り返り，早期発見，治療介入，病院間連携強化などに活かしていきたい．

謝　　辞

本研究を立ち上げるにあたり，向井内科・脳神経内科の向井智哉先生には多大な尽力をいただきました．この場を借りて深く御礼申し上げます．また，各病院の入院主治医をされた脳神経内科医師，脳神経外科医師の先生方に御礼を申し上げます．

本論文の要旨は第52回日本脳卒中の外科学会学術集会(2023年3月)において発表した．著者全員は日本脳神経外科学会へのCOIの自己申告を完了しており，本論文に関して開示すべきCOIはない．

文　　献

1) Akbik F, Xu H, Xian Y, *et al*: Trends in reperfusion therapy for in-hospital ischemic stroke in the endovascular therapy Era. *JAMA Neurol* 77: 1486–1495, 2020
2) Aloizou AM, Richter D, Charles James J, *et al*: Mechanical thrombectomy for acute ischemic stroke in patients with malignancy: A systematic review. *J Clin Med* 11: 4696, 2022
3) 青木志郎，祢津智久，今村栄次，ほか：広島市における急性期脳梗塞症例の多施設前向き登録研究(HARP study)．広島医学 75: 383–388, 2022
4) Bekelis K, Missios S, Coy S, *et al*: Comparison of outcomes of patients with inpatient or outpatient onset ischemic stroke. *J Neurointerv Surg* 8: 1221–1225, 2016
5) Ben-Shabat I, Darehed D, Eriksson M, *et al*: Characteristics of in-hospital stroke patients in Sweden: A nationwide register-based study. *Eur Stroke J* 8: 777–783, 2023
6) Caparros F, Ferrigno M, Decourcelle A, *et al*: In-hospital ischaemic stroke treated with intravenous thrombolysis or mechanical thrombectomy. *J Neurol* 264: 1804–1810, 2017
7) Cumbler E: In-hospital ischemic stroke. *Neurohospitalist* 5: 173–181, 2015
8) Cumbler E, Wald H, Bhatt DL, *et al*: Quality of care and outcomes for in-hospital ischemic stroke: findings from the National Get With The Guidelines-Stroke. *Stroke* 45: 231–238, 2014
9) Fujiwara S, Ohara N, Imamura H, *et al*: Rapid response system for in-hospital large vessel occlusion: A case-control study. *J Neuroendovasc Ther* 15: 701–706, 2021
10) Goyal M, Menon BK, van Zwam WH, *et al*: Endovascular thrombectomy after large-vessel ischaemic stroke: a meta-analysis of individual patient data from five randomised trials. *Lancet* 387: 1723–1731, 2016
11) Kawano H, Ebisawa S, Ayano M, *et al*: Improving acute in-hospital stroke care by reorganization of an in-hospital stroke code protocol. *J Stroke Cerebrovasc Dis* 30: 105433, 2021
12) Kimura K, Minematsu K, Yamaguchi T: Characteristics of in-hospital onset ischemic stroke. *Eur Neurol* 55: 155–159, 2006
13) 木下直人，祢津智久，青木志郎，ほか：院内発症脳卒中症例の臨床的特徴と課題．広島医学 72: 433–439, 2019
14) Lee AY, Levine MN, Baker RI, *et al*: Low-molecular-weight heparin versus a coumarin for the prevention of recurrent venous thromboembolism in patients with cancer. *N Engl J Med* 349: 146–153, 2003
15) Liu ZY, Han GS, Wu JJ, *et al*: Comparing characteristics and outcomes of in-hospital stroke and community-onset stroke. *J Neurol* 269: 5617–5627, 2022

16) Lu MY, Chen CH, Yeh SJ, *et al*: Comparison between in-hospital stroke and community-onset stroke treated with endovascular thrombectomy. *PLoS One* 14: e0214883, 2019
17) Manners J, Khandker N, Barron A, *et al*: An interdisciplinary approach to inhospital stroke improves stroke detection and treatment time. *J Neurointerv Surg* 11: 1080–1084, 2019
18) Park HJ, Cho HJ, Kim YD, *et al*: Comparison of the characteristics for in-hospital and out-of-hospital ischaemic strokes. *Eur J Neurol* 16: 582–588, 2009
19) Saltman AP, Silver FL, Fang J, *et al*: Care and outcomes of patients with in-hospital stroke. *JAMA Neurol* 72: 749–755, 2015
20) Saver JL, Goyal M, van der Lugt A, *et al*: Time to treatment with endovascular thrombectomy and outcomes from ischemic stroke: A meta-analysis. *JAMA* 316: 1279–1288, 2016
21) Suyama K, Matsumoto S, Nakahara I, *et al*: Delays in initial workflow cause delayed initiation of mechanical thrombectomy in patients with in-hospital ischemic stroke. *Fujita Med J* 8: 73–78, 2022
22) Yamaguchi I, Kanematsu Y, Shimada K, *et al*: Active cancer and elevated D-dimer are risk factors for in-hospital ischemic stroke. *Cerebrovasc Dis Extra* 9: 129–138, 2019

要　旨

院内発症脳梗塞の臨床的特徴と転帰
—HARP study—

兼好　健太，祢津　智久，青木　志郎，石井　大造，今村　栄次，下村　怜，溝上　達也
山下　拓史，原　直之，松重　俊憲，野村　栄一，河野　智之，廣常　信之，越智　一秀
仲　博満，木下　直人，富永　篤，岐浦　禎展，堀江　信貴，丸山　博文

院内発症脳卒中患者は，市中発症脳卒中患者と比較し，心血管リスクの合併や，悪性腫瘍関連脳梗塞が多いとされる．本研究は，広島市の多施設共同脳卒中レジストリ(The Hiroshima Acute Stroke Retrospective and Prospective Registry Study：HARP study)を用いて，院内発症脳梗塞の割合，臨床的特徴を調査し，転帰に関連する因子を明らかにすることを目的とした．2020年7月から2022年3月までに広島市内の5つの一次脳卒中センターに入院した発症7日以内の急性期脳梗塞患者を院内発症脳梗塞と市中発症脳梗塞に分類し，患者背景因子，再開通療法施行率，転帰を調査した．登録期間中の急性期脳卒中2,470例中，院内発症脳梗塞は103例(4.2%)であった．院内発症脳梗塞は，市中発症脳梗塞と比べて糖尿病(p＝0.004)，心房細動(p＝0.025)，虚血性心疾患(p＝0.007)，慢性心不全(p<0.001)，血液透析(p＝0.024)の罹患率が高く，入院時NIHSSが有意に高値であった(中央値7 vs. 3，p<0.001)．全症例中385例(15.6%)で再開通療法が施行され，院内発症脳梗塞で有意に施行率が高かった(35.9% vs. 14.7%，p<0.001)．発症前mRS 0–2で，3カ月後転帰を調査し得た1,210例の多変量解析では，院内発症脳梗塞の存在が3カ月後転帰不良(mRS 3–6)に独立して関連した(OR 2.20，95% CI 1.05–4.62)．院内発症脳梗塞例は，重症例が多く，再開通療法施行例も多かったが，転帰は不良であった．院内発症脳梗塞は，基礎疾患が多彩であり，症例に応じた適切な対応が必要である．

脳卒中の外科 **52**: 296 ~ 300, 2024

症　例

関連多職種の術中モニタリング所見の共有が合併症回避に有用であった脳動脈瘤クリッピング術の１例

松本　美夏[1], 堀越　裟代[1], 吉田　知枝[1], 和田　英明[1]
古橋　美帆[1], 髙瀬　　肇[2], 相山　　仁[3], 谷中　清之[3]

The Importance of Sharing Intraoperative Monitoring Results to Avoid Complications during Aneurysm Clipping: A Case Report

Mika Matsumoto[1], Sayo Horikoshi[1], Chie Yoshida[1], Hideaki Wada[1], Miho Furuhashi[1], Hajime Takase, M.D.[2], Hitoshi Aiyama, M.D.[3], and Kiyoyuki Yanaka, M.D.[3]

[1]Department of Physiological Laboratory, Tsukuba Memorial Hospital, [2]Department of Anesthesiology, Tsukuba Memorial Hospital, and [3]Department of Neurosurgery, Tsukuba Memorial Hospital, Tsukuba, Ibaraki, Japan

Summary: During clipping of an unruptured, right middle cerebral artery aneurysm in a 58-year-old woman, motor-evoked potential (MEP) findings were inconsistent with intraoperative indocyanine green (ICG) fluorescence angiography and Doppler results. After the first clipping, the MEP disappeared but the ICG and Doppler results appeared normal. As a result, a decision was made to perform cranial closure on the patient. Recognizing these discrepancies, the medical team shared the information and the anesthesiologist suspected left hemiparesis during the wake-up test. The anesthesiologist promptly adjusted the anesthetic depth, following which, the neurosurgeons performed a repeat craniotomy to remove the clip, resulting in normalization of the MEP. Reorienting the clip resolved the aneurysm and rectified the abnormal monitoring findings. The patient was then discharged without complications. This case highlights the possible challenges when subjective ICG and Doppler evaluations take precedence over objective MEP evaluations. To prevent complications, it is crucial to not only utilize various monitoring methods, but also share results across the medical team to implement appropriate treatments.

Key words:
- cerebral aneurysm
- clipping
- monitoring
- motor evoked potentials
- wake up test

Surg Cereb Stroke (Jpn) 52: 296–300, 2024

はじめに

脳動脈瘤クリッピング術の際には，虚血性合併症を防ぐために経頭蓋運動誘発電位(motor evoked potential：MEP)，蛍光血管撮影(indocyanine green video angiography：ICG)，Doppler 血流測定などのモニタリングが行われている．

われわれは，脳動脈瘤クリッピング術の際には，経頭蓋 MEP，ICG，Doppler 血流測定の３種のモニタリングを行ってきたが，今回それらのモニタリング結果に不一致が生じ，判断に迷った症例を経験した．本症例では，医療チーム間でモニタリング結果を共有し，適切に対処したことにより，虚血性合併症を防ぐことができた．本稿では，モニタリング所見の共有の重要性について報告する．

[1]筑波記念病院　臨床検査部，[2]筑波記念病院　麻酔科，[3]筑波記念病院　脳神経外科(受稿日　2023. 11. 1)(脱稿日　2024. 3. 27)〔連絡先：〒 300-2622　茨城県つくば市要 1187-299　筑波記念病院　脳神経外科　谷中清之〕［Address correspondence: Kiyoyuki Yanaka, M.D., Department of Neurosurgery, Tsukuba Memorial Hospital, 1187-299 Kaname, Tsukuba, Ibaraki 300-2622, Japan］

症　　例

患者：58歳，女性．

2016年に左中大脳動脈瘤破裂によるくも膜下出血で，開頭クリッピング術を受けた既往がある．その際に右中大脳動脈に小さな未破裂脳動脈瘤が指摘され，定期的に画像検査を受けていた．2022年の画像検査で，脳動脈瘤が若干の増大傾向を示した（**Fig. 1**）．UCASスコアでは計4点（危険度Ⅱ 1.4–2.3％）であったが，くも膜下出血の既往と患者の不安感の強さを考慮し，プロポフォールによる全身麻酔下に脳動脈瘤クリッピング術を施行した．術中モニタリングは，MEP，ICG，Doppler血流測定を行った．

MEPは日本光電（東京都新宿区）製ニューロマスターG1を使用し，両上肢は短母指外転筋，両下肢は母趾外転筋で記録した．近位側を（−）極，末梢側を（＋）極として針電極を装着した．刺激は，10/20国際法のC3より2 cm前方とC4より2 cm前方にコークスクリュー電極を装着した．術野の右を（＋）極，対側を（−）極とした．記録条件は，低域遮断フィルター5 Hz，高域遮断フィルター2 kHz，解析時間は10 ms/divとした．刺激強度は150 mAで行った．術中の警告基準は，コントロール波形から50％低下とした．MEPは，硬膜切開後の波形をコントロールとして記録し，両上下肢ともに良好な波形が認められた．ICGは三鷹光器（東京都三鷹市）製MM80/SOH下に行った．また，Doppler血流測定はHadeco社（神奈川県川崎市）製超音波血流計DVM4500を用いた．

術中M1部から分岐する穿通枝を観察したが，動脈瘤との癒着はなかった（**Fig. 2A**）．L字型動脈瘤クリップを用いて中大脳動脈の分岐部に直交する形で瘤を閉塞した（**Fig. 2B**）．その後，動脈瘤周囲を顕微鏡下で細かく観察したが，穿通枝は温存され，また中大脳動脈M2部に狭窄は認められなかった．クリッピング直後には，MEP波形に変化はなかった．また，ICGでも（**Fig. 2C**），Doppler血流計でも良好な血流が観察された．

その後，止血操作を行い，硬膜閉塞時（クリッピング後約20分）に左上下肢のMEP波形が消失した．刺激強度を上げてもMEPは回復しなかった．このとき，右上下肢のMEPの振幅は導出良好であった．麻酔深度や筋弛緩レベルは一定に保たれており，MEPの変化は，何らかのモニタリング機器異常や脳の偏位などによる可能性を疑い，MEPが回復しないままいったん閉創した．

各種モニタリング所見の不一致は麻酔科医にも共有されており，抜管直前で従命がある状態になった際の神経評価で，左片麻痺の存在が疑われた．そのため，抜管せずに再度麻酔深度を深くし，速やかに再開頭を行った．動脈瘤クリップを外すと左上下肢のMEPが回復した．次に，クリップの向きをM2部に並行する方向に変えて再クリッピングを行った．穿通枝や遠位への血流は保たれ（**Fig. 2D, E**），MEP波形も回復した．術後，明らかな麻痺の出現はなく，無症状で退院となった．**Fig. 3, 4**にMEPの時系列的変化を示す．また，**Fig. 5**に術後半年のMRIを提示する．

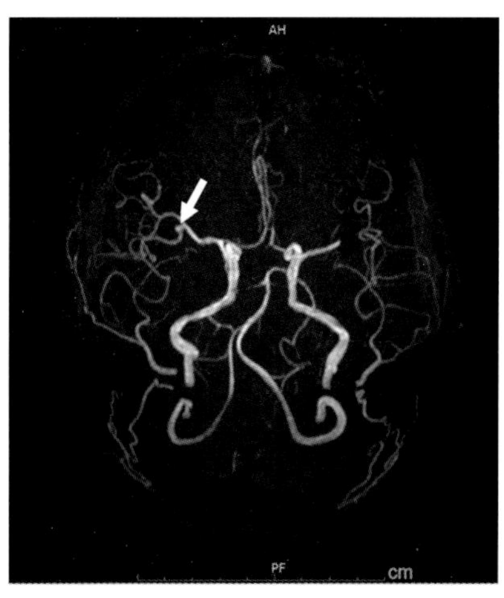

Fig. 1　Preoperative magnetic resonance angiography (MRA) showing a right middle cerebral artery aneurysm (arrow). The left distal middle cerebral artery is not visualized due to an artifact of the clip in the aneurysm surgery performed in 2016.

考　　察

各種モニタリング法を相補的に用いるには，それぞれの特徴を理解することが重要である．Doppler血流測定では，動脈瘤遠位部への血流，特に皮質動脈への血流が簡易に評価できる．しかし，穿通枝への血流を評価することは困難であると同時に，Doppler信号に影響がない程度の母血管の狭窄の検出は不可能である．また，測定プローブの血管への当て方により信号強度が変動する[4]．一方，ICGは穿通枝も観察可能であり，動脈瘤の不完全閉塞や正常血管の評価が可能である．しかし，脳組織に覆われ血管が直接視認できないところは，評価できない[1)4)5)]．また，この両者は，血流低下が脳機能に影響を与えるか否かの機能的な評価はできない．こうした脳血流の機能的側面での評価方法として用いられるのがMEPである[2]．MEPは大脳の運動野を刺激し，末梢の筋電図を測定する方法で，錐体路の機能を反映する．MEPでは穿通枝や視認できない血管の血流不全も客観的に評価できる．一方，MEPは麻酔薬の影響を受けやすく，特に筋弛緩薬の影響を考慮する必要がある．さらに，錐体外路系の機能評価は困難である．

これらのモニタリング法で，MEPのみに異常を呈する原因としては，術中に脳脊髄液が流出し，脳表面と頭蓋骨との間に空間ができて電気抵抗が上昇することなどが一因

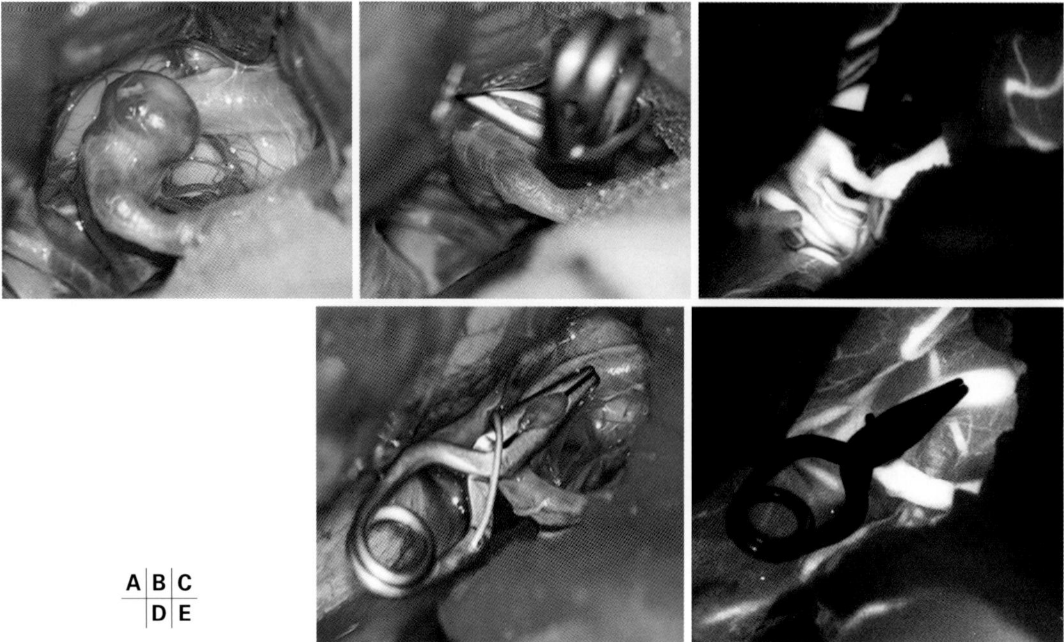

Fig. 2 Intraoperative photographs and indocyanine green (ICG) video angiography findings.
A: Photograph of cerebral aneurysm before clipping.
B: Intraoperative photograph of the initial clipping. The clip was placed perpendicular to the distal vessel. The aneurysm was occluded and no stenosis was observed in the distal vessels. The perforating branch from the horizontal portion of the middle cerebral artery was preserved.
C: ICG video angiography of the initial clipping. No stenosis or blood flow was observed in the distal vessels. No aneurysms were observed.
D: Intraoperative photograph obtained at the time of reoperation. The clip was repositioned parallel to the distal vessel.
E: ICG video angiography performed at the time of reoperation. No stenosis or blood flow was observed in the distal vessels or perforators. No aneurysms were observed.

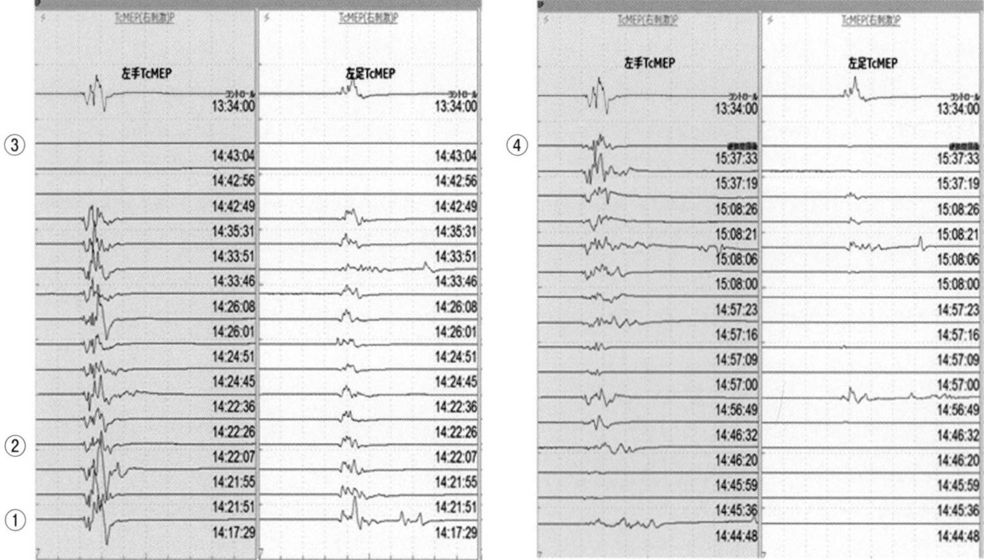

Fig. 3 Changes in motor evoked potential (MEP) waveforms during the initial craniotomy.
①: Before the first clipping.
②: After the first clipping.
③: The MEP waveform disappeared during the 20-minute hemostatic procedure after clipping.
④: At the time of closure, the MEP waveform remained unchanged as it disappeared.

となる[3]．また，MEPが低下しても，術後神経脱落症状なく経過した症例も報告されている[3]．したがって，MEPに変化があった場合には，原因検索を行うとともにMEPの偽陽性，偽陰性の可能性も常に考慮することも重要である．また，硬膜下電極の併用も有用と思われる．

本症例では，肉眼的観察，ICGおよびDoppler血流測定では遠位部への血流が確認できたが，MEPのみが異常所見を示した．抜管直前の神経学的検査で患者に麻痺が認められたことから，クリッピング後のMEP消失は真の陽性であった．また，MEP波形の消失は，クリッピング操作後，約20分後の硬膜閉鎖時に現れた．止血操作の最終段階では，脳ベラを外すが，それにより脳がもとの位置に復帰する．その際にクリップがねじれたか，または外側を向いていたクリップの把持部分が硬膜に押されて穿通枝にストレスが加わった可能性がある．壁の薄い動脈瘤へのクリッピング操作のやり直しは術者の心理的に負担があるのが実情であろうが，MEPで異常所見の原因がはっきりしない場合は，クリップをいったん外して血流を観察し，MEPの変化を追跡すべきであった．

本症例では，モニタリング所見の不一致が医療チーム全体で共有され，的確に対処できたことが合併症を回避できた理由の1つと思われた．すなわち，抜管前に麻痺の存在が確認でき，脳が不可逆的な変化をきたす前に速やかな再治療が可能となった．術後麻痺の予防の1つにwake-upテスト(一時的に患者を覚醒させ，麻痺の有無を確認する方法)があり，脊椎手術において同法の報告は散見される[6]が，脳手術ではほとんど見当たらない．脳動脈瘤手術の場合，虚血による不可逆的脳損傷をきたすにはある程度の時間的余裕があることが多いので，wake-upテストの実施や速やかな再開頭は躊躇すべきではない．もちろん，全身麻酔においては，導入時と覚醒時が最も合併症が起こりやすく，wake-upテストは，ときに患者を危険にさらし，苦痛を与える場合もあるので，本法の実施には熟慮が必要であることは論を俟たない．このように，医療チーム間に

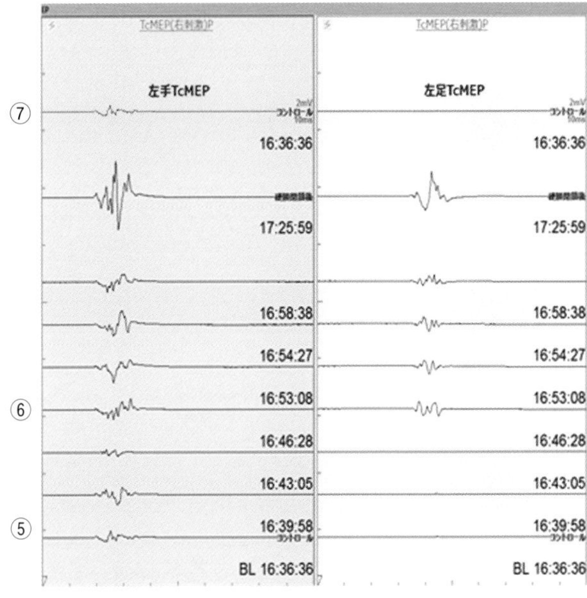

Fig. 4 Changes in motor evoked potential (MEP) waveforms during the second craniotomy.
⑤: At the beginning of reoperation, the MEP waveform remained unchanged as it disappeared.
⑥: At the time of clip removal, the MEP waveforms were recovered.
⑦: During the reoperative dural closure, the MEP waveforms remained stable.

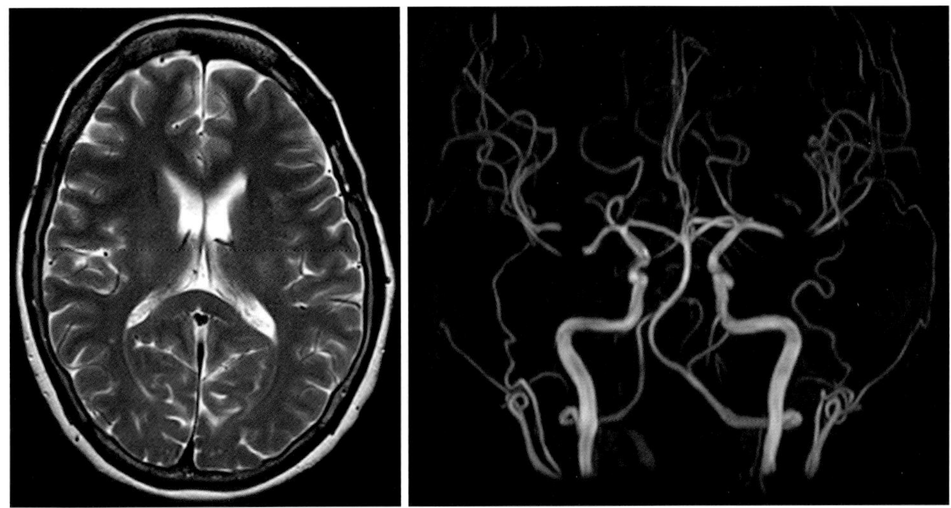

Fig. 5 Magnetic resonance image (MRI) (**A**) six months post-surgery showing no cerebral infarction, and a magnetic resonance angiogram (MRA) (**B**) showing no aneurysm.

は，常々オープンで正直なコミュニケーションを奨励し，各種モニタリングの長所と欠点を全員が理解・共有し，的確な対応を取ることが合併症予防には重要と思われた．

結　　語

各種術中モニタリング法の特徴を医療チーム全員が理解し，その所見を共有し，的確な対処を行うことが脳動脈瘤手術の合併症回避に重要である．

著者全員は日本脳神経外科学会へのCOI自己申告を完了しており，本論文の発表に関して開示すべきCOIはありません．

文　　献

1) Dashti R, Laakso A, Niemelä M, *et al*: Microscope-integrated near-infrared indocyanine green videoangiography during surgery of intracranial aneurysms: the Helsinki experience. *Surg Neurol* 71: 543-550, 2009
2) 石﨑友崇，遠藤乙音，藤井健太郎，ほか：未破裂脳動脈瘤手術における運動誘発電位モニタリングの有用性と問題点. No Shinkei Geka 44: 283-293, 2016
3) 小嶋篤浩，嵯峨伊佐子，福村麻里子：電気生理学的モニタリングにて硬膜閉鎖時に偽陽性を示した未破裂脳動脈瘤の2手術例に関する検討．脳卒中の外科 49: 119-122, 2021
4) 小松洋治，中村和弘，伊藤嘉朗，ほか：脳神経外科手術におけるインドシアニングリーン術中蛍光血管撮影の有用性と課題．日レ医誌 34: 141-148, 2013
5) Raabe A, Nakaji P, Beck J, *et al*: Prospective evaluation of surgical microscope-integrated intraoperative near-infrared indocyanine green videoangiography during aneurysm surgery. *J Neurosurg* 103: 982-989, 2005
6) 齋藤貴徳：術中モニタリングのモダリティーについて—総論．脊椎脊髄 31: 622-628, 2018

要　旨

関連多職種の術中モニタリング所見の共有が合併症回避に有用であった脳動脈瘤クリッピング術の1例

松本　美夏，堀越　裟代，吉田　知枝，和田　英明
古橋　美帆，髙瀬　　肇，相山　　仁，谷中　清之

症例は58歳女性で，右未破裂中大脳動脈瘤に対して開頭クリッピング術が施行された．運動誘発電位(MEP)，蛍光血管撮影(ICG)，Doppler血流測定がモニタリングされた．初回クリッピング後，MEPは消失したが，ICGやDoppler所見は正常と思われたため，そのまま閉創した．各種モニタリング所見に不一致があったことは医療チーム内で共有され，麻酔科医による抜管直前の評価で左麻痺が疑われた．そのまま抜管せず再度麻酔深度を深くし，ただちに再開頭しクリップを外すと，MEPは正常化した．次に，クリップの向きを変えて再クリッピングすると，各種モニタリング所見はすべて正常化し，患者は麻痺を呈することなく退院した．本症例では，ICGやドップラー所見に基づく主観的な判断がMEPによる客観的な評価よりも優先されたため，合併症リスクを高めた可能性がある．術後合併症の予防には，各種モニタリング所見を医療チーム全員で共有し，適切に対応することが重要である．

脳卒中の外科 **52**: 301 ~ 306, 2024

症　　例

未破裂脳動脈瘤に対するクリッピング術後にRCVSが疑われた1例

宗像　良二，大貫　亮慶，渡邉善一郎，小林　祐太，亀野　力哉
藤森　大智，堀内　一臣，生沼　雅博，渡邉　一夫

A Case of Suspected Reversible Cerebral Vasoconstriction Syndrome (RCVS) after Surgical Clipping of an Unruptured Intracranial Aneurysm

Ryoji MUNAKATA, M.D., Akinori ONUKI, M.D., Zenichiro WATANABE, M.D., Yuta KOBAYASHI, M.D., Rikiya KAMENO, M.D., Daichi FUJIMORI, M.D., Kazuomi HORIUCHI, M.D., Masahiro OINUMA, M.D., and Kazuo WATANABE, M.D.

Department of Neurosurgery, Southern TOHOKU Research Institute for Neuroscience, Southern TOHOKU General Hospital, Koriyama, Fukushima, Japan

Summary: Reversible cerebral vasoconstriction syndrome (RCVS) is a group of disorders characterized by a thunderclap headache and reversible multifocal and segmental arterial constriction that resolve within 3 months. Here we report a case of suspected RCVS that developed after the surgical clipping of an unruptured aneurysm. The patient was a 61-year-old woman with no history of hypertension, migraines, or smoking. A 5-mm unruptured anterior communicating artery aneurysm was discovered incidentally for which surgical clipping was performed using the left pterional approach. The patient's postoperative course was uneventful, but she presented with a thunderclap headache and mild aphasia on the 8th postoperative day. Magnetic resonance imaging (MRI) revealed a slight left frontal cortical subarachnoid hemorrhage, while magnetic resonance angiography (MRA) revealed vasospasms of the bilateral middle cerebral arteries and the left anterior cerebral artery consistent with RCVS. The vasospasms were treated with hypervolemia and calcium channel blockers. At 2 weeks after symptom onset, MRA demonstrated alleviation of the vasospasms accompanied by progressive improvement in the patient's headache and aphasia. Although MRI revealed small infarcts in the insula, the patient was discharged without neurological deficits. This case demonstrates that RCVS may occur despite the surgical clipping of an unruptured aneurysm. Although early detection and prompt treatment are important for RCVS, its exact pathophysiology remains unknown. Further experimental and clinical studies are needed to better understand its pathophysiology.

Key words:
- reversible cerebral vasoconstriction syndrome
- thunderclap headache
- clipping
- unruptured aneurysm
- vasospasm

Surg Cereb Stroke (Jpn) 52: 301-306, 2024

一般財団法人　脳神経疾患研究所附属　総合南東北病院　脳神経外科（受稿日　2023. 11. 27）（脱稿日　2024. 3. 27）〔連絡先：〒963-8052　福島県郡山市八山田7-115　一般財団法人　脳神経疾患研究所附属　総合南東北病院　脳神経外科　宗像良二〕［Address correspondence: Ryoji MUNAKATA, M.D., Department of Neurosurgery, Southern TOHOKU Research Institute for Neuroscience, Southern TOHOKU General Hospital, 7-115 Yatsuyamada, Koriyama, Fukushima 963-8052, Japan］

はじめに

可逆性脳血管攣縮症候群(reversible cerebral vasoconstriction syndrome：RCVS)は，雷鳴頭痛を主症状とし，画像上，発症後3カ月以内に改善する可逆性の分節状脳血管攣縮を特徴とする症候群である[2)9)]．今回われわれは，未破裂前交通動脈瘤に対する開頭クリッピング術後にRCVSを疑う脳血管攣縮をきたした1例を経験したので，文献的考察を含め報告する．

症　例

患者：61歳，女性．

既往歴：特記事項なし．高血圧や片頭痛の既往もなし．

家族歴：特記事項なし．

生活歴：煙草；吸わない，酒；機会飲酒．

現病歴：近医で偶然5 mmの未破裂前交通動脈瘤を指摘され(**Fig. 1A**)，当院へ紹介となり，治療の希望があり開頭クリッピング術を施行した．

手術所見：左前頭側頭開頭による pterional approach で

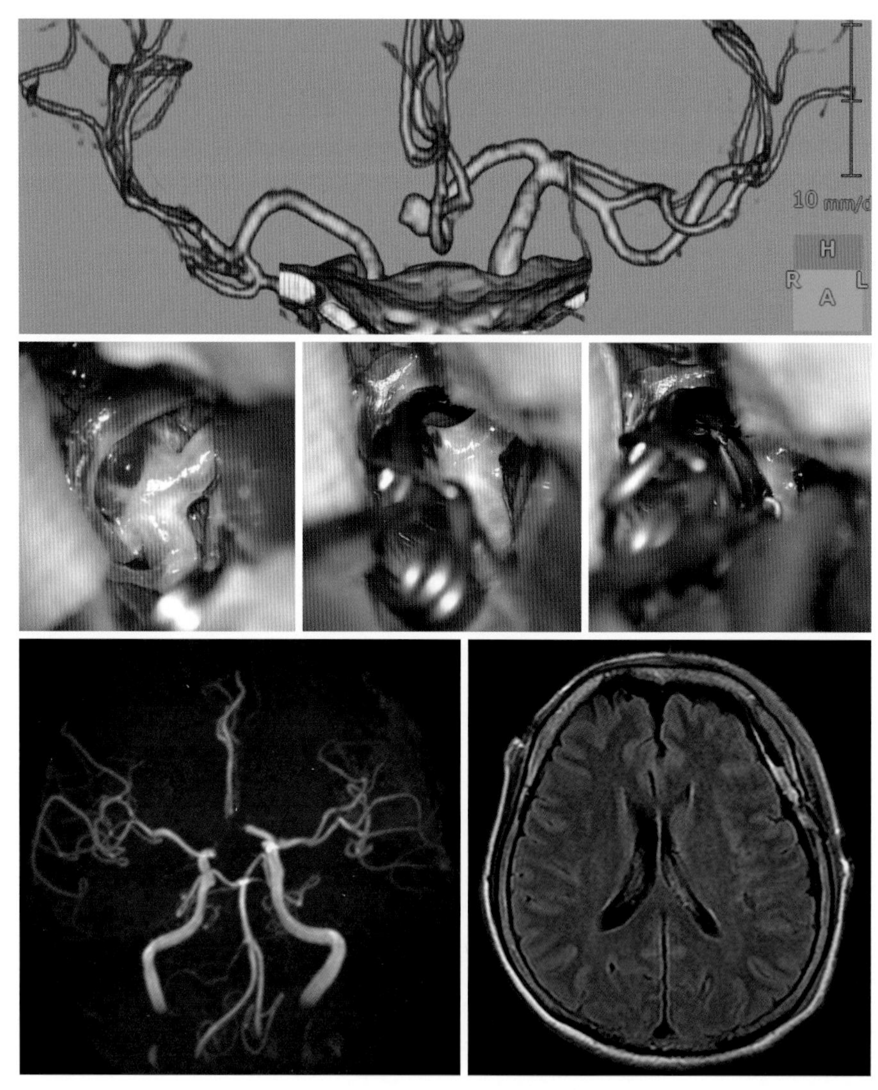

Fig. 1 **A**: Preoperative three-dimensional computed tomography (CT) angiography showed an aneurysm of the anterior communicating artery.
B: Intraoperative photograph taken before clipping.
C: The first clip applied to the aneurysmal neck.
D: The second clip applied to the residual neck.
E: Magnetic resonance angiography (MRA) image taken the day after surgery showing no obvious vasospasm.
F: Fluid-attenuated inversion recovery image taken the day after surgery showing no abnormal findings.

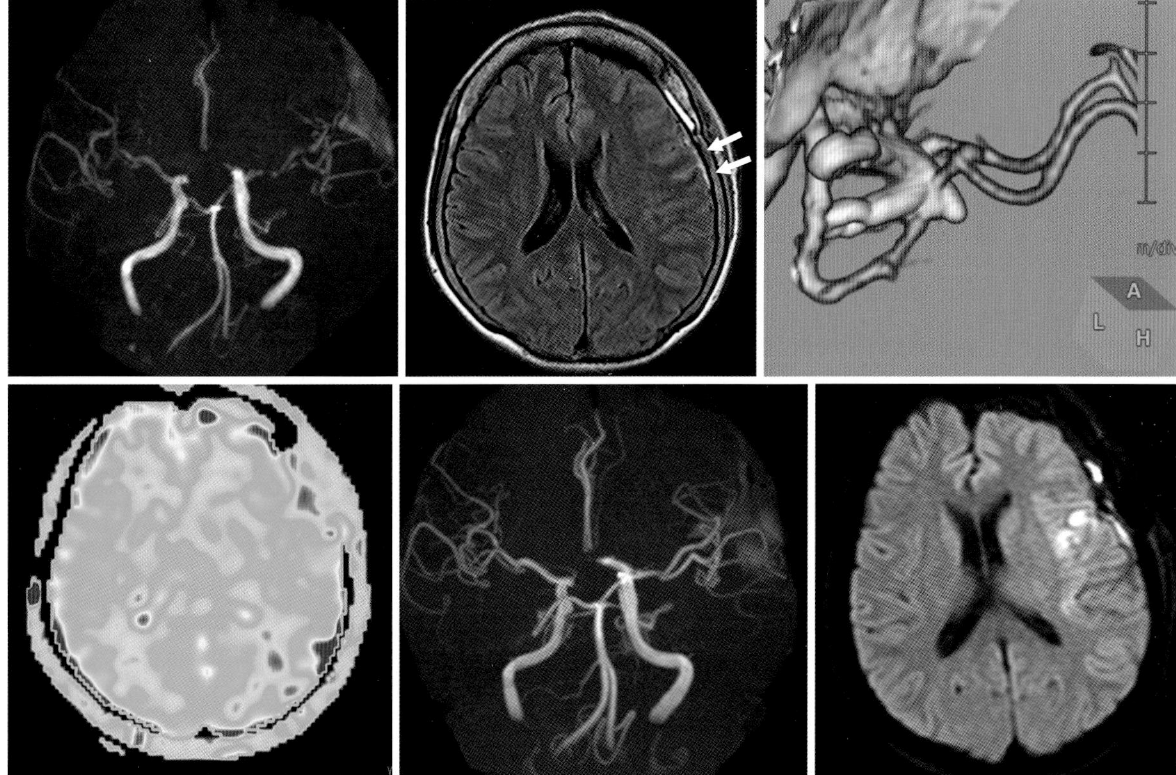

A B C
D E F

Fig. 2 **A**: Magnetic resonance angiography (MRA) image taken on postoperative day 8 showing diffuse vasospasms of the bilateral middle cerebral arteries and the left anterior cerebral artery.
B: Fluid-attenuated inversion recovery image showing a slight left frontal cortical subarachnoid hemorrhage (arrowheads).
C: Postoperative three-dimensional computed tomography (CT) angiography showing complete aneurysmal obliteration.
D: Arterial spin labeling performed on postoperative day 8 showing no laterality or hypoperfusion.
E: MRA image taken 2 weeks after symptom onset showing vasospasm resolution.
F: Diffusion-weighted image revealing small infarcts in the insula.

手術を行った．広く sylvian fissure を展開し，左 A1 を辿り動脈瘤と左右の A2 を確認した．dome には赤色の bleb を伴っており，dome の後方部分は右前頭葉に埋没していた(**Fig. 1B**)．左 A1 に temporary clip をかけた後に，杉田チタンクリップ 11 mm 1/4 弯(No. 73)でクリッピングし(**Fig. 1C**)，dome の残存部分に杉田チタンクリップ 6.5 mm 弯 mini(No. 101)を追加した(**Fig. 1D**)．1 本目のクリップをかける際に一度クリップをかけ直して位置を修正したため，temporary clip は合計 2 回使用したが，遮断時間はそれぞれ 5 分間だった．indocyanine green(ICG)蛍光血管撮影で両側 A2 と hypothalamic artery の血流温存と，瘤内への血流消失を確認し顕微鏡操作を終了した．

術後経過：術直後の CT および翌日の magnetic resonance imaging(MRI)と MR angiography(MRA)では明らかな異常所見は認めず(**Fig. 1E, F**)，新たな神経脱落症状も認めなかった．血圧も正常範囲で推移し，術後疼痛も術後 7 日目にはほぼ消失しており，遷延する頭痛も認めていなかった．しかし，術後 8 日目に嘔吐を伴う突然の激しい頭痛が生じ，軽度の失語も出現した．MRA で両側中大脳動脈と左前大脳動脈の攣縮と(**Fig. 2A**)，MRI で左前頭葉に限局した円蓋部(皮質性)くも膜下出血(subarachnoid hemorrhage：SAH)を認めた(**Fig. 2B**)．3-dimensional CT angiography(3D-CTA)で瘤は問題なくクリッピングされており(**Fig. 2C**)，arterial spin labeling(ASL)では灌流低下を示唆する所見は認めなかった(**Fig. 2D**)．RCVS を疑い，補液とベラパミル(240 mg/日)，アムロジピン(5 mg/日)の内服を開始した．Ca 拮抗薬投与期間中の極端な血圧低下は認めなかった．発症から 2 週間後の MRA で攣縮の改善を認め(**Fig. 2E**)，頭痛と失語も徐々に改善し，MRI で左島皮質に小さな梗塞が残存したが(**Fig. 2F**)，神経脱落症状なく独歩退院した．その後の外来follow upでも再発は認めていない．

考　　察

未破裂脳動脈瘤に対する開頭クリッピング術後の遅発性脳血管攣縮はこれまでにもいくつか報告があり[1)11)15)16)18)24)]，原因にさまざまな考察がされているが，その詳しい機序はいまだ完全には解明されていない．本症例は術後8日目に突然の嘔吐を伴う激しい頭痛，いわゆる雷鳴頭痛が出現した点が特徴的である．雷鳴頭痛は2018年の国際頭痛分類第3版(ICHD-3)のRCVSによる頭痛の診断基準にも示されており[13)]，またRCVSの診断にはDucros[9)]が提唱した，①急性発症の強い頭痛(雷鳴頭痛)を認め，神経巣症状や痙攣を伴うこともある，②単相性の経過で，発症1カ月以後は新たな症状が出現しない，③MRA，CT angiography，または脳血管撮影で分節状脳血管攣縮を認める，④脳動脈瘤破裂に伴うSAHがない，⑤正常またはほぼ正常の脳脊髄液所見，⑥発症から12週間以内に脳血管攣縮の完全または十分な改善を認める，といった診断基準が一般的に用いられることが多い．本症例は典型的な雷鳴頭痛が生じ，脳動脈に多巣性の分節状血管攣縮を認め，2週間後には改善しており，髄液検査までは行っていないが，この診断基準に合致しており最終的にRCVSと診断した．

攣縮の原因としては，術中は左中大脳動脈に直接機械的刺激が加わるような操作は行っておらず，前頭葉を脳ベラで牽引する際も左前大脳動脈に対する機械的刺激は最小限であったと思われるが，temporary clipの使用など，術中操作の影響がまったくないとはいい切れない．しかし，未破裂脳動脈瘤の開頭クリッピング術後に高頻度に脳血管攣縮をきたすわけではなく，本症例は直接的な機械的刺激がまったく加わっていない右中大脳動脈にも攣縮を認めた．これまでに未破裂脳動脈瘤に対する開頭クリッピング術後に開頭側の反対側にのみ血管攣縮を認めた報告や[16)]，開頭手術時のような血管壁や脳に対する直接的な機械的圧排の影響がない血管内治療においても，未破裂脳動脈瘤に対するコイル塞栓術後に脳血管攣縮をきたした報告もあり[10)17)]，攣縮の原因が単純に手術操作による直接的な機械的刺激だけでは一元的に説明がつかない．Fukutomeら[10)]は直接カテーテルを挿入していない血管領域に攣縮をきたした症例を報告しており，明らかな原因は不明だがRCVSの可能性についても言及している．

RCVSの病態生理はまだ完全に明らかになっていない．Chenら[4)]は，交感神経の過活動，内皮機能障害，酸化ストレスなどにより引き起こされた脳血管の緊張障害が脳表の小血管の拡張を生じさせ，血管壁の急激な伸展が雷鳴頭痛のトリガーになると提唱している．また，実際にはRCVSでも典型的な雷鳴頭痛を呈さないか，頭痛がなくても可逆性脳血管攣縮をきたす報告もあり[23)]，Wolffら[22)]は意識障害やてんかん発作が先行して頭痛の症状に気づかれないこともあるが，実際に典型的な雷鳴頭痛を伴わないRCVSも0-15％の頻度で存在し，雷鳴頭痛がないからといってRCVSを否定するべきではないと提唱している．RCVSにおいて雷鳴頭痛は特徴的ではあるが，雷鳴頭痛を伴わないRCVSが存在することを認識しておくことも重要である[12)]．

また，本症例は左前頭葉に限局する少量のSAHを認めたが，この近傍に動脈瘤は確認されておらず，術後の3D-CTAでクリップは問題なくかかっており，血腫の分布からも処置した前交通動脈瘤からの出血は考えにくい．術直後のCTと翌日のMRIでも出血は認めておらず，SAHはRCVSに合併した円蓋部(皮質性)SAHと思われた．RCVSで円蓋部(皮質性)SAHを呈する機序としては，子癇[19)]やposterior reversible encephalopathy syndrome (PRES)[6)]と同様に，脳血管自動調節能および血液脳関門の破綻が背景にあり[4)]，軟髄膜の小血管の破綻もしくは再灌流障害により出血が引き起こされる[7)9)]と推測されている．

RCVSの誘因としてはさまざまなものがあり，妊娠・分娩，大麻・コカインなどの違法薬物，セロトニン作動薬やα交感神経刺激薬などの血管作動性物質の使用後などが主に挙げられるが[9)]，本症例はそれらに該当する明らかな誘因はなかった．RCVSと片頭痛との関連も示唆されているが[8)14)20)]，本症例は片頭痛の既往やその他の危険因子を認めないにもかかわらず，術後8日目にRCVSをきたした．術後という状況以外は考えられる誘発因子は認められず，術中操作の影響による内皮機能障害のみならず手術による身体的および精神的ストレスが交感神経の緊張亢進を引き起こすなど，なんらかの要因となった可能性は考えられる．一方，最近では神経放射線診断の進歩に伴い，より軽症の特発性RCVSの診断率も向上し，誘発因子のないRCVSも79-85％と高率に認められるというコホート研究もあり[3)5)]，今回の遅発性脳血管攣縮がRCVSだとしても術後に偶然起こった特発性RCVSなのか，手術に関連するストレスがどの程度関与しているのかは不明である．

交感神経の過活動，内皮機能障害，酸化ストレスがRCVSに大きく関与している[4)]のであれば，未破裂脳動脈瘤に対する開頭クリッピング術後やコイル塞栓術後だけでなく，SAHで発症の破裂例に対する開頭クリッピング術後もしくはコイル塞栓術後にRCVSをきたす可能性も十分に考えられる．その場合，意識障害がある患者では雷鳴頭痛に気づきにくく，先に述べた雷鳴頭痛を伴わないRCVSであればなおさら，画像診断によるspasmがRCVS

によるものかSAH後のspasmかの鑑別が難しくなることが予想される．しかし，現時点ではRCVSに対する確立された治療法が存在しないため，鑑別できたとしても治療方法に大きな差異はなく，仮にRCVSをSAH後のspasmと誤認し治療したとしても，RCVSに塩酸ファスジルが奏効したという報告もあり[21]，SAH後のspasmに対する治療が少なくともRCVSに悪影響を及ぼすことはないと思われる．

RCVSの致死率は1％未満で[9]ほとんどは予後良好であるが，脳梗塞や脳出血を合併すると永続的な障害が残存することもあり，早期診断と早期治療介入が重要である．治療は海外ではCa拮抗薬であるニモジピンが多用されているが，本邦では認可されていないため，経験的にロメリジンやベラパミルが使用されることが多い．本症例も補液とベラパミル，アムロジピンの投与で治療を行ったが，無症候性ではあるが最終的に左島皮質に小さな梗塞が残存した．塩酸ファスジルの使用を考慮してもよかったかもしれないが適応外使用となるため，今後の病態生理の解明に伴う一刻も早い治療法の確立が望まれる．

未破裂脳動脈瘤術後の遅発性脳血管攣縮をRCVSと診断するかどうかは診断定義の問題であり，本症例は現在一般的に用いられているRCVSの診断基準に合致したためRCVSと診断したが，これまでに報告されている未破裂脳動脈瘤術後の遅発性脳血管攣縮とRCVSはまったく違う病態とはいい切れず，内皮機能障害や脳血管自動調節能の破綻など，攣縮をきたす根本的な機序は共通していると思われる[2]．したがって，未破裂脳動脈瘤術後の遅発性脳血管攣縮を，先行する頭痛があればRCVS，頭痛がなければ雷鳴頭痛を伴わないRCVSと考えてもなんら矛盾はないと思われる．まだRCVSの疾患概念も確立途中であり，今後さらなるエビデンスの蓄積や病態解明に伴い，メカニズムや病態生理の観点からこの「症候群」の再定義や亜分類がなされるかもしれない[4]．

結　語

未破裂脳動脈瘤に対する開頭クリッピング術後に脳血管攣縮をきたし，RCVSが疑われたまれな1例を経験した．RCVSは早期発見，治療を行うことが肝要であり，今後のさらなる病態解明が待たれる．

著者全員は日本脳神経外科学会へのCOI自己申告を完了しています．本論文に関して開示すべきCOIはありません．

文　献

1) Bloomfield SM, Sonntag VK: Delayed cerebral vasospasm after uncomplicated operation on an unruptured aneurysm: case report. *Neurosurgery* 17: 792–796, 1985
2) Calabrese LH, Dodick DW, Schwedt TJ, *et al*: Narrative review: reversible cerebral vasoconstriction syndromes. *Ann Intern Med* 146: 34–44, 2007
3) Caria F, Zedde M, Gamba M, *et al*: The clinical spectrum of reversible cerebral vasoconstriction syndrome: the Italian Project on Stroke at Young Age（IPSYS）. *Cephalalgia* 39: 1267–1276, 2019
4) Chen SP, Fuh JL, Wang SJ: Reversible cerebral vasoconstriction syndrome: current and future perspectives. *Expert Rev Neurother* 11: 1265–1276, 2011
5) Choi HA, Lee MJ, Choi H, *et al*: Characteristics and demographics of reversible cerebral vasoconstriction syndrome: a large prospective series of Korean patients. *Cephalalgia* 38: 765–775, 2018
6) Doss-Esper CE, Singhal AB, Smith MS, *et al*: Reversible posterior leukoencephalopathy, cerebral vasoconstriction, and strokes after intravenous immune globulin therapy in Guillain-Barre syndrome. *Neuroimaging* 15: 188–192, 2005
7) Ducros A, Fiedler U, Porcher R, *et al*: Hemorrhagic manifestations of reversible cerebral vasoconstriction syndrome: frequency, features, and risk factors. *Stroke* 41: 2505–2511, 2010
8) Ducros A, Wolff V: The typical thunderclap headache of reversible cerebral vasoconstriction syndrome and its various triggers. *Headache* 56: 657–673, 2016
9) Ducros A: Reversible cerebral vasoconstriction syndrome. *Lancet Neurol* 11: 906–917, 2012
10) Fukutome K, Aketa S, Fukumori J, *et al*: Cerebral vasospasm after coil embolization for unruptured anterior communicating artery aneurysm: illustrative case. *J Neurosurg Case Lessons* 3: CASE2288, 2022
11) Hashimoto H, Kameda M, Yasuhara T, *et al*: A case of unexpected symptomatic vasospasm after clipping surgery for an unruptured intracranial aneurysm. *J Stroke Cerebrovasc Dis* 25: e25–27, 2016
12) 橋本洋一郎：可逆性脳血管攣縮症候群（reversible cerebral vasoconstriction syndrome）．神経治療 35: 416–421, 2018
13) Headache Classification Committee of the International Headache Society（IHS）: The international classification of headache disorders, 3rd edition. *Cephalalgia* 38: 1–211, 2018
14) Imai M, Shimoda M, Oda S, *et al*: Reversible cerebral vasoconstriction syndrome patients with a history of migraine: a retrospective case-control study. *Intern Med* 62: 355–364, 2023
15) Kim M, Son W, Kang DH, *et al*: Cerebral vasospasm with delayed ischemic neurologic deficit after unruptured aneurysm surgery: report of two cases and review of the literature. *J Korean Neurosurg Soc* 64: 665–670, 2021
16) Knight JA 2nd, Bigder MG, Mandel M, *et al*: Contralateral vasospasm in an uncomplicated elective anterior communicating artery aneurysm clipping. *World Neurosurg* 138: 214–217, 2020
17) 緒方敦之，鈴山堅志，古賀壽男，他：動脈瘤塞栓術後に脳血管攣縮を来した未破裂内頚動脈瘤の1例．No Shinkei Geka 38: 47–51, 2010
18) Raynor RB, Messer HD: Severe vasospasm with an unruptured aneurysm: case report. *Neurosurgery* 6: 92–95, 1980
19) Shah AK: Non-aneurysmal primary subarachnoid hemorrhage in pregnancy-induced hypertension and eclampsia. *Neurology* 61: 117–120, 2003
20) Singhal AB, Hajj-Ali RA, Topcuoglu MA, *et al*: Reversible

cerebral vasoconstriction syndromes: analysis of 139 cases. *Arch Neurol* 68: 1005-1012, 2011
21) 植村順一，井上 剛，山下眞史，他：ファスジル静脈投与が奏功した可逆性脳血管攣縮症候群の1例．脳卒中 45: 30-36, 2023
22) Wolff V, Ducros A: Reversible cerebral vasoconstriction syndrome without typical thunderclap headache. *Headache* 56: 674-687, 2016
23) Wolff V, Armspach JP, Lauer V, *et al*: Ischaemic strokes with reversible vasoconstriction and without thunderclap headache: a variant of the reversible cerebral vasoconstriction syndrome? *Cerebrovasc Dis* 39: 31-38, 2015
24) 米増保之，高橋 明，恩田敏之，ほか：未破裂脳動脈瘤クリッピング術後に遅発性症候性脳血管攣縮をきたした1例．脳卒中の外科 47: 207-212, 2019

要 旨

未破裂脳動脈瘤に対するクリッピング術後にRCVSが疑われた1例

宗像 良二，大貫 亮慶，渡邉善一郎，小林 祐太，亀野 力哉
藤森 大智，堀内 一臣，生沼 雅博，渡邉 一夫

可逆性脳血管攣縮症候群(reversible cerebral vasoconstriction syndrome：RCVS)は，雷鳴頭痛を主症状とし，画像上，発症後3カ月以内に改善する可逆性の分節状脳血管攣縮を特徴とする症候群である．今回，未破裂脳動脈瘤に対する開頭クリッピング術後にRCVSを疑う脳血管攣縮をきたした1例を経験したので報告する．

症例は61歳女性で，高血圧や片頭痛の既往もなく喫煙歴もなかった．偶然発見された5 mmの未破裂前交通動脈瘤に対し，左pterional approachで開頭クリッピング術を行った．術後経過は良好だったが，術後8日目に嘔吐を伴う雷鳴頭痛が生じ，軽度の失語も出現した．頭部magnetic resonance imaging(MRI)で左前頭葉に限局した円蓋部(皮質性)くも膜下出血と，MR angiography(MRA)で両側中大脳動脈と左前大脳動脈の攣縮を認めた．RCVSを疑い，補液とCa拮抗薬の内服を開始し，発症から2週間後のMRAで攣縮の改善を認め，頭痛と失語も徐々に改善し，MRIで左島皮質に小さな梗塞が残存したが神経脱落症状なく独歩退院した．まれではあるが未破裂脳動脈瘤に対する開頭クリッピング術後にもRCVSが起こり得ることを念頭に置き，早期発見と治療介入が重要である．RCVSはまだ完全に病態生理が明らかになっておらず，今後のさらなるエビデンスの蓄積や病態解明が待たれる．

脳卒中の外科 **52**: 307 ~ 312, 2024

症　例

巨大血栓化内頚動脈瘤に対し血管内治療および外科的血栓除去術を施行した１例

新田　裕樹，豊岡　輝繁，田之上俊介
竹内　　誠，藤井　和也，和田孝次郎

A Case of Giant Thrombosed Internal Carotid Artery Aneurysm Treated Using Endovascular Treatment and Surgical Thrombectomy

Yuki NITTA, M.D., Terushige TOYOOKA, M.D., Ph.D., Shunsuke TANOUE, M.D., Ph.D., Satoru TAKEUCHI, M.D., Ph.D., Kazuya FUJII, M.D., Ph.D., and Kojiro WADA, M.D., Ph.D.

Department of Neurosurgery, National Defense Medical College, Tokorozawa, Saitama, Japan

Summary: Giant thrombosed internal carotid artery (ICA) aneurysms are difficult to treat with neck clipping or aneurysmal coiling. Parent artery occlusion (PAO) of the ICA is an alternative treatment that requires a balloon test occlusion (BTO) to evaluate the ischemic tolerance and need for various types of bypass surgeries. However, the BTO evaluation methods vary according to the facility, and no guidelines are available. The indication for revascularization is important when selecting the necessary bypass surgery using multimodality evaluation with BTO before the treatment of cerebral aneurysms requiring PAO.

Key words:
- balloon test occlusion
- parent artery occlusion
- internal carotid artery
- thrombosed aneurysm
- giant intracranial aneurysm

Surg Cereb Stroke (Jpn) 52: 307-312, 2024

はじめに

巨大血栓化内頚動脈瘤において，瘤頚部クリッピング術や瘤内コイル塞栓術が困難な場合に，内頚動脈(internal carotid artery：ICA)の母血管閉塞術(parent artery occlusion：PAO)が選択されることがある．単にPAOを行うと1/3程度に虚血性脳障害が生ずるとされ[3]，PAOに伴う虚血耐性を評価する目的でバルーン閉塞試験(balloon test occlusion：BTO)が行われる．その結果により low flow bypassあるいはhigh flow bypassの併用を検討するが，BTOの評価法に統一基準はなく，症例・施設ごとに判断されている[4]．

巨大血栓化動脈瘤に対するPAOの術前に，BTOを行い複数の方法で虚血耐性を評価し，血管内手術による瘤内血流残存部塞栓およびPAOを施行後にlow flow bypassと瘤内血栓除去術を施行し，良好な転帰が得られた１例を示し，当施設の虚血耐性評価法について報告する．

防衛医科大学校　脳神経外科学講座(受稿日　2023. 10. 2)(脱稿日　2024. 4. 11)〔連絡先：〒359-0042　埼玉県所沢市並木3-2　防衛医科大学校 脳神経外科学講座　新田裕樹〕［Address correspondence: Yuki NITTA, M.D., Department of Neurosurgery, National Defense Medical College, 3-2 Namiki, Tokorozawa, Saitama 359-0042, Japan］

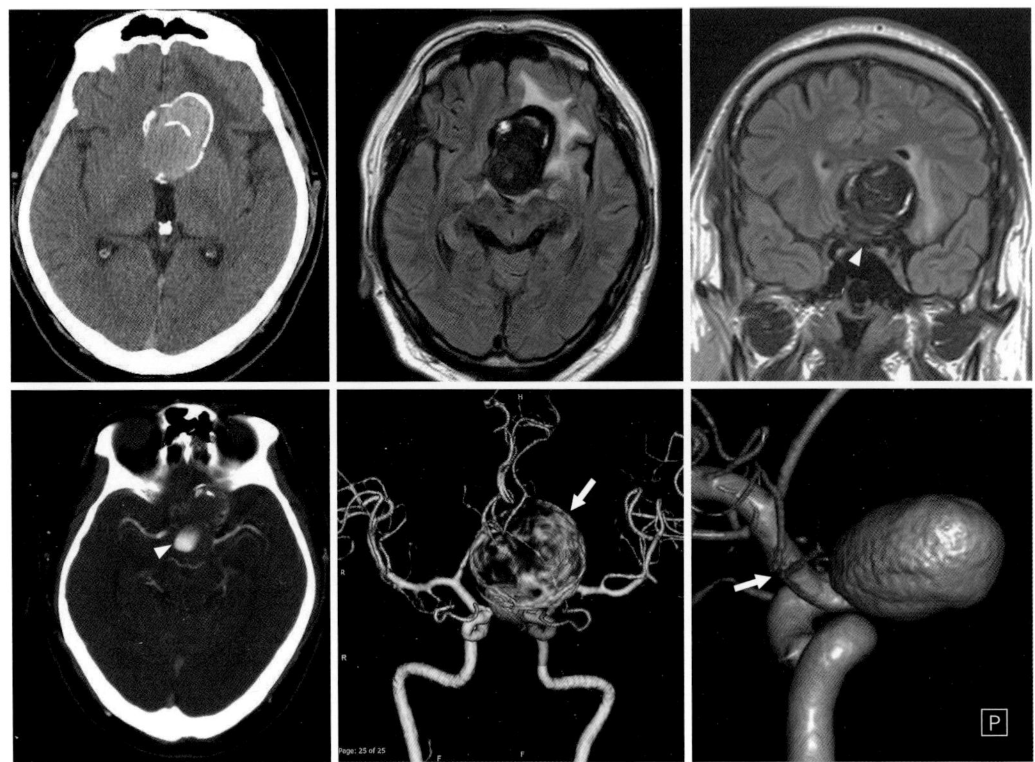

Fig. 1 Preoperative radiographic findings in a case of a giant thrombosed aneurysm of the left internal carotid artery.
A large mass, 50 mm in diameter, is observed in the left frontal region, which involves calcifications (**A**) and surrounding edema in the left frontal lobe (**B, C**). The optic chiasm is compressed by the aneurysm from the upper left side and deviates downward (**C**, arrowhead). The whole configuration of the left internal carotid artery (C2) aneurysm, which consists of a flow-remnant part on contrast-enhanced computed tomography (CT) (**D**, arrowhead) and a large, thrombosed part in the three-dimensional CT angiography (**E**, arrow), is shown. Three-dimensional rotational angiography (**F**) reveals a distance of 7.5 mm from the distal neck of the aneurysm to the origin of the anterior choroidal artery (arrow).

症　　例

患者：40代，男性.

主訴：視力低下・視野異常.

現病歴：4カ月前から視力低下と右側視野の狭小を自覚し，進行性増悪のため近医を受診した．magnetic resonance imaging（MRI）で脳動脈瘤を疑われ，当科へ紹介となった．来院時の視力は右が光覚弁，左は指数弁で，視野検査では右同名半盲であった．瞳孔径は両側5.0 mm，右対光反射が鈍であった.

神経放射線学的所見：computed tomography（CT）で左前頭蓋底部に径50 mmの高吸収域を示す腫瘤がみられ，周囲および内部に石灰化を伴っていた（**Fig. 1A**）．MRI fluid-attenuated inversion recovery画像で同腫瘤周囲の左前頭葉に広汎な浮腫がみられ，また，両側視神経-視交叉-視索が腫瘤により圧排されていた（**Fig. 1B, C**）．造影CTでは腫瘤下部は動脈相で造影され，巨大血栓化内頸動脈瘤と診断し，これによる圧迫性視神経障害と考えた（**Fig. 1D, E**）．脳血管撮影で動脈瘤頸部はICA C2部にあり，14×13 mmの瘤内造影部が確認された（**Fig. 1F**）.

BTOと治療方針：最終目標として，視機能改善を目的に器質化した動脈瘤内血栓除去による視神経に対する減圧を企図した．血栓除去に先立つ安全性確保，また瘤破裂予防のためにも，瘤内血流残存部の閉塞が必須であった．直達手術のみとした場合，硬い巨大血栓化瘤に制限され，また視神経との癒着も疑われたため，血栓除去前に近位部の処理を行うことは困難と判断し，血管内治療による血流残存部の瘤内塞栓およびPAOを先行する方針とした．PAOに先立ち，虚血耐性評価の目的で，BTOを行った．当院のPAOに関する虚血耐性の基準を**Fig. 2**に示す．本例は前交通動脈径1.3 mmであり，BTOに適した症例であると判断した（**Fig. 3A, B**）[6]．左ICA閉塞時の右内頸動脈撮影で,

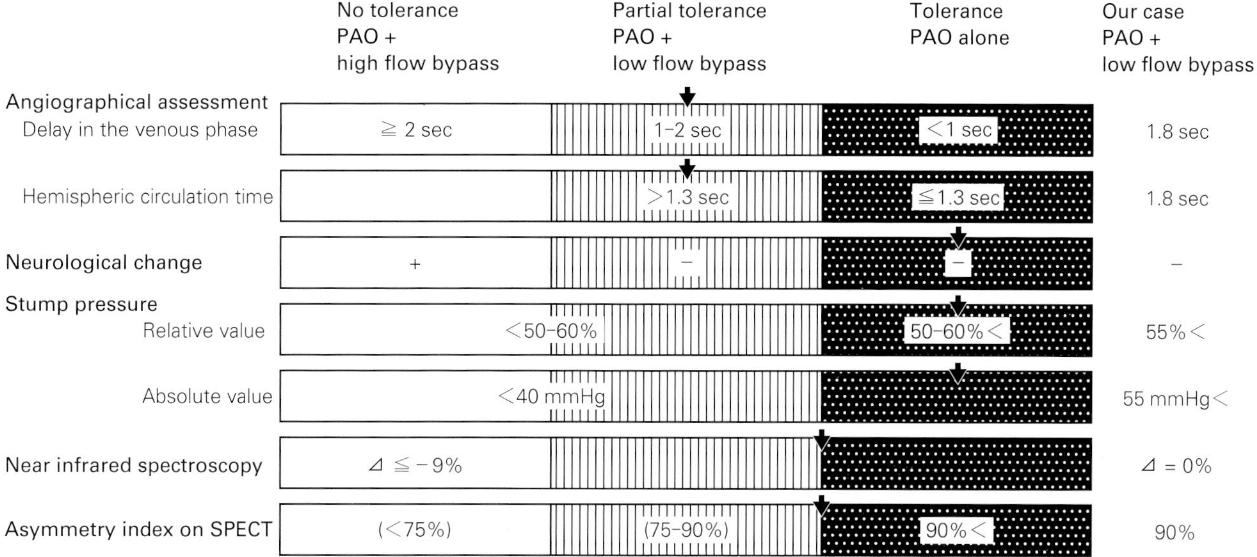

Fig. 2 Assessment of cerebral tolerance for carotid artery occlusion by balloon test occlusion.
Arrow fall under each category in our case.
PAO: parent artery occlusion, SPECT: single photon emission computed tomography

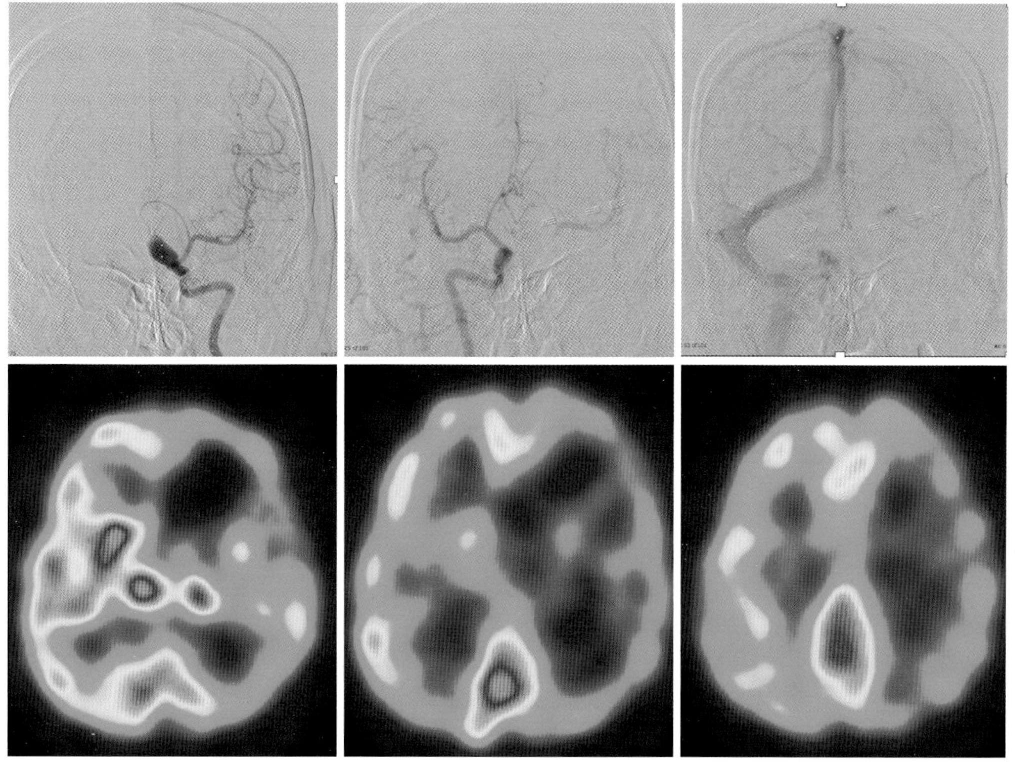

A B C
D E F

Fig. 3 Balloon test occlusion in a case with a giant thrombosed aneurysm of the left internal carotid artery. Left internal carotid arteriogram showing residual flow in the left carotid artery (C2) aneurysm and the upward-shifted right anterior cerebral artery (**A**). A right internal carotid arteriogram under balloon test occlusion, which is performed by occlusion of the left internal carotid artery, shows a significant anastomosis from the right to the left via the anterior communicating artery in the arterial phase (**B**) but a 1.8-second delay in the left venous phase compared to the right (**C**). ^{99m}Tc-ethyl cysteinate dimer-single-photon emission computed tomography (^{99m}Tc-ECD–SPECT) under occlusion of the left internal carotid artery reveals a relative reduction in the left hemisphere, with an asymmetry index of 0.9 (**D–F**).

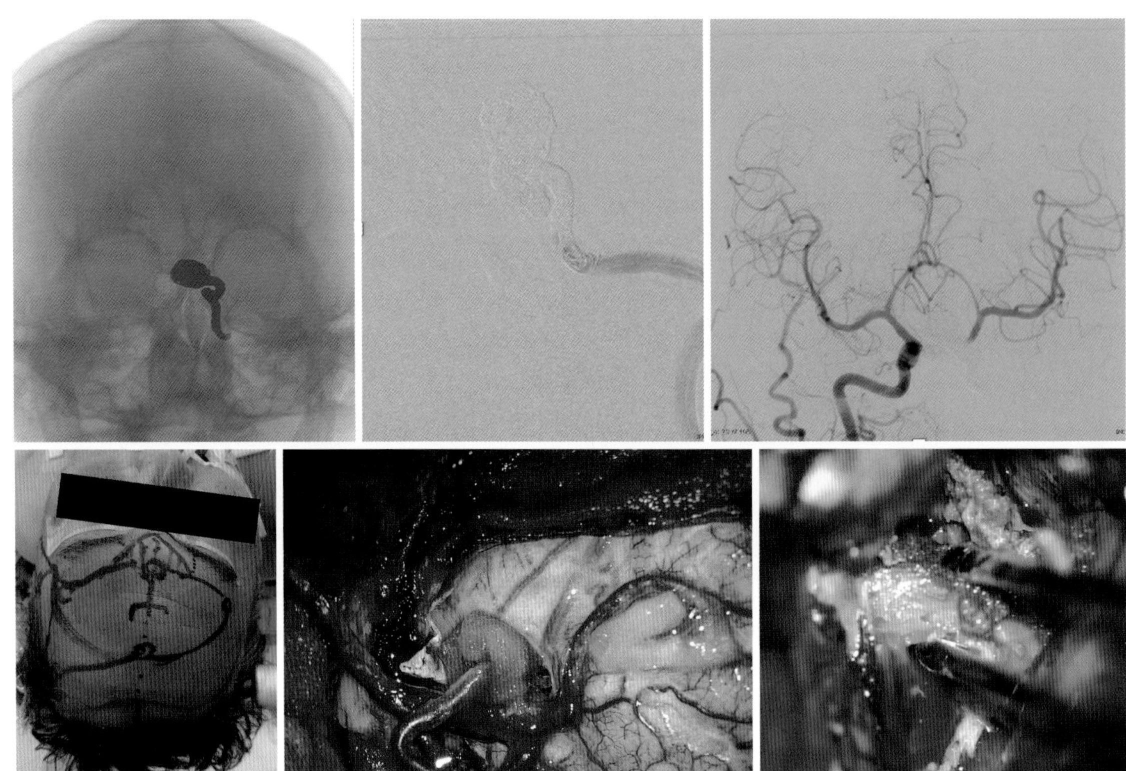

Fig. 4 Hybrid treatment by endovascular procedure and direct decompressive surgery in a case with a giant thrombosed aneurysm of the left internal carotid artery (ICA).

A|B|C
D|E|F

Coil embolization is performed from the flow-residual portion of the partially thrombosed aneurysm to the petrous portion of the left ICA (**A**). Complete occlusion from the aneurysm to the left proximal ICA is shown in the left ICA angiogram (**B**), and a favorable distal flow of the left middle cerebral artery is shown in the right ICA angiogram (**C**). Immediately after the endovascular procedure, the patient is transferred to the operating room for direct surgery via a bifrontal approach with a left temporal craniotomy (**D**). Low-flow double bypass from the superficial temporal artery to the middle cerebral artery (**E**) and decompressive removal of the aneurysmal thrombus (**F**) are performed.

静脈相における右側に対する左側の遅延は1.8秒であり(**Fig. 3C**)，部分虚血耐性を示したが，その他の項目〔神経学的変化の有無，stump pressureの変化，near-infrared spectroscopy(NIRS)の変化，左ICA遮断時の^{99m}Tc-ethyl cysteinate dimer single-photon emission CT(SPECT)でのasymmetry index〕では虚血耐性ありと評価した(**Fig. 3D–F**)．総合評価においては，最も虚血耐性が低いと判定された項目を優先することとしており，以上の結果から，部分虚血耐性ありと判断し，PAOを行うにあたりlow flow bypassを追加することとした(**Fig. 2**)．部分虚血耐性はあることから，進行する視力低下に対して早急に処置を行うため，塞栓術を先行し，その後即座にbypassと動脈瘤内の減圧を同時に行うこととした．

血管内治療：非血栓化瘤内を塞栓した後に，左ICA錐体部までコイルにより閉塞した(**Fig. 4A–C**)．

開頭術：続いて開頭術に移行した．bypassに用いる左STA parietal branch直上から延長したbicoronal incisionとし，両側前頭開頭＋左側頭開頭を1 pieceで行った．low flow bypassとして，superficial temporal artery(STA)前頭枝・頭頂枝とprecentral artery/temporal middle cerebral artery M4 segmentを端側吻合するSTA-MCA double bypassを行い(**Fig. 4D**)，その後にbasal interhemispheric approachで動脈瘤内血栓除去を行った(**Fig. 4E**)．動脈瘤壁を切開すると，内部に器質化した血栓が存在していた．血栓を除去し，動脈瘤内の下方に瘤内塞栓したコイルが透見されたところで，減圧効果は十分と考え，終了とした．

術後経過：神経学的増悪はなく，MRI検査で母血管閉塞に伴う新規の梗塞像はみられなかった(**Fig. 5A, B**)．術後7日目にmodified Rankin Scale(mRS) 1で退院した．術後3カ月の時点で，右同名半盲は依然みられたが，視力は右0.5(矯正視力1.2)，左0.4(矯正視力1.2)にまで改善した．

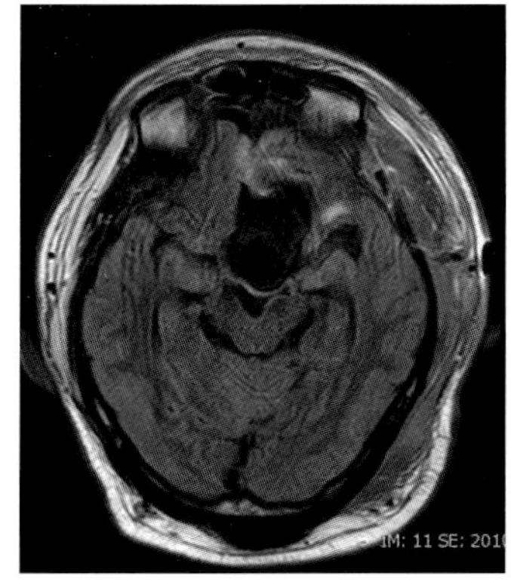
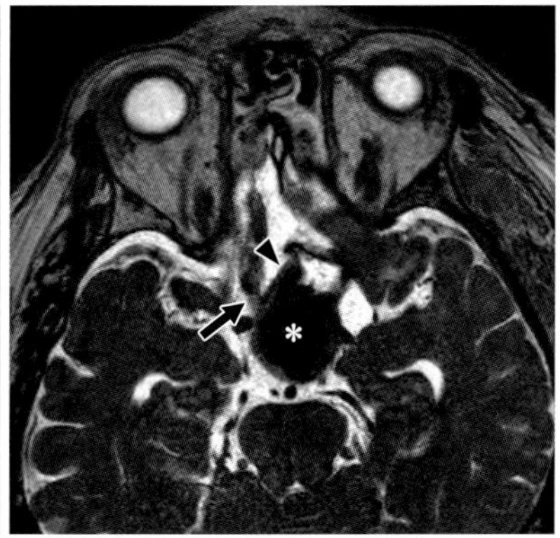
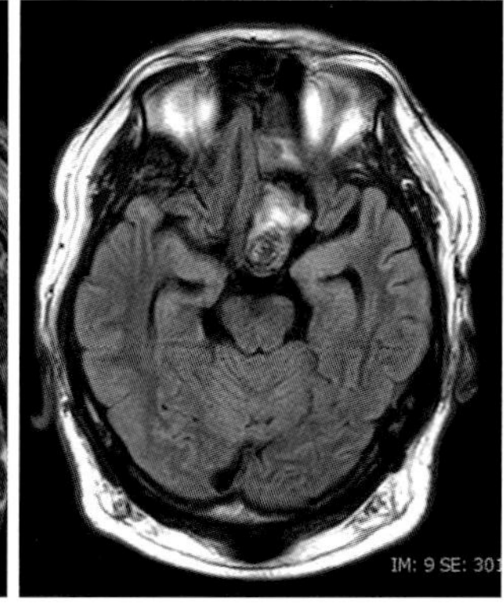

A | B | C

Fig. 5 Postoperative course in a case with a giant thrombosed aneurysm of the left internal carotid artery (ICA).
Magnetic resonance imaging (MRI) on postoperative day 2 reveals an intracranially uneventful (**A**) and sufficient decompression of the left optic nerve (arrowhead) and optic chiasma (arrow) by thrombus reduction (asterisk) (**B**). MRI performed 7 months after surgery shows no regrowth of the aneurysm and further shrinking of the perifocal edema (**C**).

考　察

本例は視野・視力障害を契機に診断された巨大血栓化内頚動脈瘤であり，STA-MCA bypass を併用した PAO を伴うコイル塞栓術を施行した後に，動脈瘤内血栓を除去することで視神経への減圧を安全に行うことができた 1 例である．

1. 巨大血栓化内頚動脈瘤の治療選択

巨大血栓化動脈瘤に対する治療としては，母血管を温存する場合には，クリッピング，動脈瘤内コイル塞栓術，フローダイバーター治療，母血管を犠牲にする場合には外科的トラッピングやコイルを用いた PAO がある[7]．本例では血栓化瘤による視神経への圧迫を改善することを第一の目的とし，血栓除去術を行うために確実な動脈瘤への血流コントロールとして瘤内血流残存部-母血管の閉塞を選択した．

2. BTO の適応と評価法

ICA 閉塞時には虚血耐性の評価が重要であり，術前に BTO を施行することが一般的である[5]．しかし，BTO で症状が出なかった症例においても 3.3-10％に脳梗塞が生じるとされており[3]，複数の評価方法を組み合わせ BTO における虚血耐性評価の信頼度を高める試みがある[4]．

また一方で，一時的に ICA を閉塞する BTO は虚血性合併症のリスクを伴う手技であり，BTO 自体で 2-10％の合併症があるとされる[6]．そのため当院では，まず① BTO 自体の適応を評価したうえで，②マルチモダリティによる虚血耐性評価を行うこととしている．

① BTO の適応評価：Mendez ら[6]は，前交通動脈径が 1.1 mm 未満の患者における BTO を行うことは虚血性合併症のリスクを高めるため虚血耐性なしとしている．しかし，後交通動脈が胎児性の場合には，後方循環からの側副血流が期待できる可能性もある．当施設では，前交通動脈径＜1.1 mm かつ，用手圧迫による Alcock test において後交通動脈が描出されない症例では，BTO を行わず high flow bypass を行うのがよいと考えている．

②マルチモダリティによる虚血耐性評価：BTO による脳血管撮影時の所見の評価に加えて，SPECT での評価を併用している[2] (**Fig. 2**)．脳血管撮影では，BTO 側の静脈相および半球灌流時間の遅延，および stump pressure を評価し，さらに神経所見，NIRS の変化を計測・観察する．

1) DSA 静脈相での相対的血流遅延

BTO 時の脳灌流評価は，単なる動脈相での形態学的側副血行路のみならず，静脈相にいたるまでの灌流評価が重要であるとされている．Abud ら[1]は，静脈相の遅延 2 秒以上は虚血耐性なし，としているが，Shimizu ら[9]は，遅延が 1-2 秒の場合も周術期の虚血性合併症と関連があると考えており，静脈相の遅延 1 秒以内を虚血耐性ありとしている．これらから，静脈相での相対遅延 1 秒以内を虚血耐性あり，1-2 秒については部分虚血耐性あり，2 秒以上の症例は虚血耐性なしと判断している．

2) 大脳半球灌流時間

前交通動脈径が細いなどの理由から，対側からの血流が M1 に到達するまでの時間が長い症例は，単なる静脈相の遅延の評価では純粋な大脳半球の灌流時間を評価できないとされ，それぞれの MCA が描出された時間から皮質静脈が描出される時間までの差である半球灌流時間も評価している．半球灌流時間1.3秒以内が後述するSPECTでのasymmetry index 0.9以上に相当するとされ，虚血耐性ありと判断している[8]．

本例は静脈相の遅延および半球灌流時間の遅延という画像的評価が部分虚血耐性に該当したため，総合として部分虚血耐性と評価し，low flow bypassを併用することとした．望ましくはPAOより先にバイパス術を行うべきだが，その場合，バイパス術→PAO→瘤内血栓除去術，という流れになる．血管内手術と直達術を同一設定で進行できるハイブリッド設備であれば円滑に行える．しかし，当施設のようにその設備がない場合，同一日内に上記の流れで治療するには，各処置間の患者移動といったん閉創したバイパス血管を含む同部位の再開創が必要となり，煩雑さに伴うリスクも生ずる．バイパス術後に数日以上開けてPAOおよび瘤内血栓除去術を短期2期的に行う，という選択肢もあるが，本患者の視力低下は著しく可及的早期の視神経減圧を要していた．そのため，部分的虚血耐性があることを踏まえ，同一日内に血管撮影室でまずPAOを先行し，手術室へ移動して1回の開頭でbypassと瘤内血栓除去による視神経減圧を行う戦略とした．結果的にlow flow bypassのみで術後虚血合併症なく経過したが，BTOの安全性および評価法に関しては，さらなる症例集積が必要である．

結　　語

巨大血栓化動脈瘤に対しマルチモダリティ評価に基づくBTOを行い，血管内治療とバイパス術を併用して開頭術を施行し良好な結果を得た症例を経験した．BTOを行う際には，その適応および手法を検討し，バイパスの併用の有無を適切に評価することが重要である．

著者全員は日本脳神経外科学会へのCOI自己申告を完了しています．本論文に関して開示すべきCOIはありません．

文　　献

1) Abud DG, Spelle L, Piotin M, *et al*: Venous phase timing during balloon test occlusion as a criterion for permanent internal carotid artery sacrifice. *AJNR Am J Neuroradiol* 26: 2602–2609, 2005

2) Kaminogo M, Ochi M, Onizuka M, *et al*: An additional monitoring of regional cerebral oxygen saturation to HMPAO SPECT study during balloon test occlusion. *Stroke* 30: 408–413, 1999

3) Linskey ME, Jungreis CA, Yonas H, *et al*: Stroke risk after abrupt internal carotid artery sacrifice: accuracy of preoperative assessment with balloon test occlusion and stable xenon-enhanced CT. *AJNR Am J Neuroradiol* 15: 829–843, 1994

4) Matsubara N, Izumi T, Okamoto S, *et al*: Multimodal assessment for balloon test occlusion of the internal carotid artery. *J Neuroendovasc Ther* 10: 108–115, 2016

5) Mehta V, Mack WJ: Balloon test occlusion in the setting of vessel sacrifice: procedural refinements and adjunct assessment measures. *World Neurosurg* 83: 7–8, 2015

6) Mendez AA, McCarthy DJ, Tonetti DA, *et al*: Angiographic predictors of outcomes after balloon test occlusion. *Stroke Vasc Interv Neurol* 2: e000371, 2022

7) 大石英則，新井　一：フローダイバーターを用いて血管内治療を行った部分血栓化大型脳動脈瘤の1例．脳外誌 25: 454–460, 2016

8) Sato K, Shimizu H, Inoue T, *et al*: Angiographic circulation time and cerebral blood flow during balloon test occlusion of the internal carotid artery. *J Cereb Blood Flow Metab* 34: 136–143, 2014

9) Shimizu K, Imamura H, Mineharu Y, *et al*: Endovascular parent-artery occlusion of large or giant unruptured internal carotid artery aneurysms. A long-term single-center experience. *J Clin Neurosci* 37: 73–78, 2017

要　　旨

巨大血栓化内頚動脈瘤に対し血管内治療および外科的血栓除去術を施行した1例

新田　裕樹，豊岡　輝繁，田之上俊介，竹内　　誠，藤井　和也，和田孝次郎

巨大血栓化内頚動脈瘤に対しては，通常行われる瘤頚部クリッピング術や瘤内コイル塞栓術は困難な場合が多く，治療の選択肢に罹患内頚動脈の母血管閉塞術(parent artery occlusion：PAO)が考慮される．術前の虚血耐性評価にバルーン閉塞試験(balloon test occlusion：BTO)が行われるが，その評価法に統一基準はない．当院におけるBTOの際のマルチモダリティ評価法について，実例とともに紹介する．

次 号 予 告 （脳卒中の外科　第52巻　第5号）

原　著

1. 破裂内頚動脈血豆状動脈瘤37例の治療成績……藍原　正憲，ほか

2. 経橈骨動脈アプローチによるflow diverter留置術の有用性……田中　悠介，ほか

3. もやもや病の血行再建術中のプロポフォールの投与量が術後のFLAIR画像におよぼす影響……賀耒　泰之，ほか

症　例

1. 開頭術後脳浮腫に対し中硬膜動脈塞栓術が有効であった梁柱型（trabecular type）器質化慢性硬膜下血腫の1例……稲桝　丈司，ほか

2. Heubner反回動脈分岐部に生じた破裂脳動脈瘤の1例……松本　貴晶，ほか

3. 脳内血腫を合併した重症くも膜下出血に対するクラゾセンタンの使用経験……本多　赳善，ほか

4. 軽微な頭部外傷後に発症した中大脳動脈解離性動脈瘤に対して直達手術を行った1例……高島　知央，ほか

5. 血管型Ehlers-Danlos症候群に合併した内頚動脈海綿静脈洞瘻に対してTVEを施行した1例……中江　竜太，ほか

6. 脳ドックで発見されたtwig-like middle cerebral arteryの2症例—無症候性症例をどのように対処すべきか—……森田　修平，ほか

7. AVM併発が疑われた内側型小脳テント部硬膜動静脈瘻に対し経動脈的塞栓術中に脳内出血をきたした1例……高橋　研二，ほか

（編集の都合により多少変更する場合がございますのでご了承ください）

脳卒中の外科 **52**: 314 ~ 315, 2024

第53回日本脳卒中の外科学会学術集会印象記

第53回日本脳卒中の外科学会学術集会　会長
東京大学医学部脳神経外科　教授
齊藤　延人

第53回日本脳卒中の外科学会学術集会を，第49回日本脳卒中学会の小笠原邦昭会長(岩手医科大学)と，第40回SAH/スパズム・シンポジウムの大須賀浩二会長(愛知医科大学)とともに，STROKE2024として横浜で開催いたしました．会期は2024年3月7日(木)－3月9日(木)で，会場はパシフィコ横浜ノースでした．このような大きな会を担当できたことは大変光栄で，チャンスをいただきました会員の皆さまに感謝申し上げます．

本会のテーマは，STROKE2024として，「脳卒中を変える～We change stroke medicine and stroke medical care～」といたしました．時代は少子高齢化で社会構造が大きく変化するばかりでなく，新興感染症の脅威や地球の温暖化などの環境問題がわれわれの社会生活に大きな影響を与えています．また，Society 5.0と呼ばれるフィジカル空間とサイバー空間の高度な融合社会への転換を迎え，大規模データベースや，ウェアラブルデバイスによる健康状態のモニター，personal health record(PHR)の活用などが進歩しつつあります．さらに，精密医療(precision medicine)と呼ばれる個別化医療や先制医療が進んできました．脳卒中の領域では，循環器病対策基本法が2019年12月に施行され，現在は「第2次脳卒中と循環器病克服第二次5カ年計画」の下で変革が進められています．そのような時代に，脳卒中の外科が社会にどのような役割を果たし，これを支えていくべきか，「脳卒中を変える」のテーマの下，積極的に議論を深めたいと企画しました．

ここ数年はパンデミックの影響で学会の開催にかなり制限がかかっていましたが，昨年2023年5月に新型コロナ感染症の感染症法上の位置づけが5類感染症となり，さまざまな規制が緩和されました．今回は現地での開催をメインとし，一方でウィズコロナの時代で培ったオンライン開催のメリットも十分に生かすことを企図してハイブリッド開催形式とし，現地開催をメインに，一部プログラムをライブ配信しました．また，オンデマンド配信期間も設け，2024年3月7日(木)－4月30日(火)は一般ポスターと指導医CEP講習会を，2024年3月25日(月)－4月30日(火)は現地開催のすべてのプログラム(一部共催セミナー除く)を配信しました．

おかげさまで多数の演題が集まり，特別企画：1企画，海外招聘講演：3企画，日本脳卒中学会との合同シンポジウム：5企画，脳卒中の外科のシンポジウム/ビデオシンポジウム：15企画，教育講演：4企画，一般口演：66企画などとなりました．

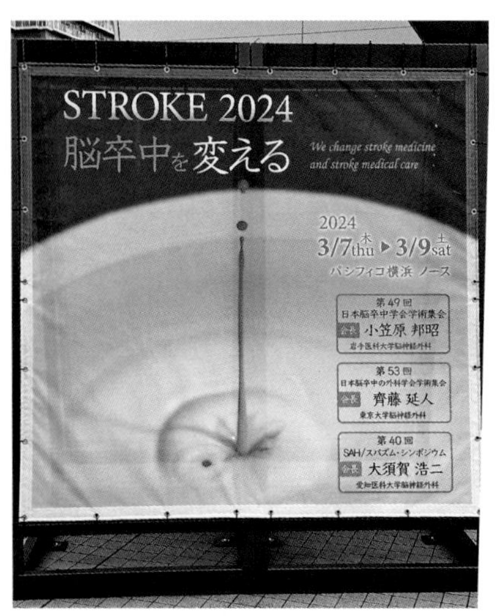

Fig. 1　STROKE2024看板

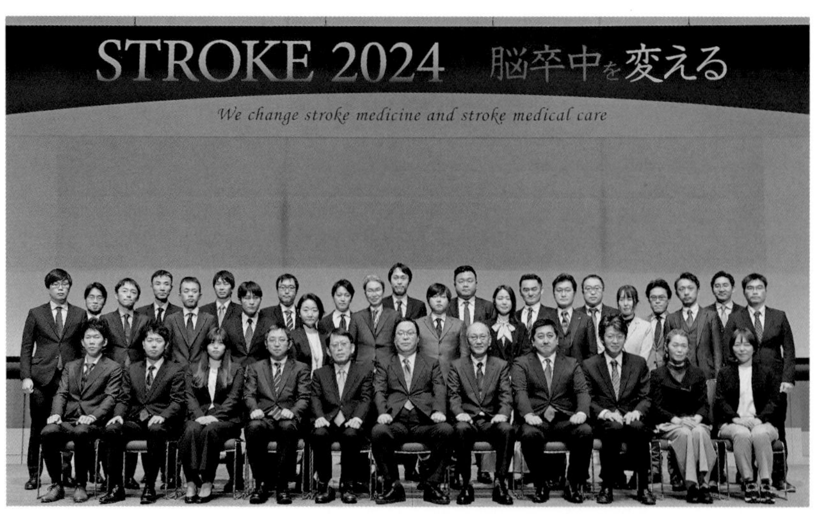

Fig. 2　STROKE2024主催者集合写真

特別企画は上山博康先生に「脳卒中の外科治療～血管内外科優勢の中，残すべき外科治療～」と題してご講演いただきました．プレナリーとしましたので多くの現地参加者が会場に集まってくださいました．先生の臨床にかける思いを熱く語っていただき，感銘を受けた方も多かったのではないでしょうか．その長年にわたるご研究の成果が脳卒中外科臨床の向上に多大な貢献をされたことに感謝し，感謝状を贈呈しました．

海外からは3名のご高名な先生を招聘し，ご講演を賜りました．韓国のJeong Eun Kim先生(Seoul National University College of Medicine)には現地にお越しいただき，Clinical and research aspects of adult Moyamoya diseaseと題したご講演をいただきました．米国のGiuseppe Lanzino先生(Mayo Clinic)には「State-of-the-art dual open and endovascular neurosurgery practice in the United States」を，フランスのRaphael Blanc先生(Department of Interventional Neuroradiology, Rothschild Foundation Hospiatal)には「Future in neuroendovascular therapy」と題したご講演をいずれもビデオ参加でご講演いただきました．

その他のセッションも含めて講演数は**Table 1**のとおりとなりました．

STROKE2024の各主催校は岩手，東京，愛知と離れたところに本拠地がありますが，コロナで慣れたオンライン会議を中心に準備を進めてまいりました．小笠原会長の即断即決型の強いリーダーシップのもと3学会での協力体制もよく，準備のほうは特に大きなトラブルもなく進められました．3学会での合同開催の特殊性は，演題の割り振りに協議が必要なことと，演者・座長の時間帯の調整などが，単一学会での開催以上に手間のかかる部分ではありました．

私どもの教室では，同じ年度に東京大学で第82回日本脳神経外科学会を担当していたこともあり，教室内では担当を分け，日本脳卒中の外科学会のほうは特に宮脇哲講師(当時)に中心的に担当してもらいました．

おかげさまで多くの方々にご参加いただき，大いに盛り上げていただき，無事盛会裏に会を終了することができました(**Table 2**)．ご参加いただいた皆様に感謝申し上げるとともに，明日からの脳卒中診療にお役立ていただけることを祈念しております．

Table 1 セッション数

合同シンポジウム(STROKE2024)	5セッション
シンポジウム(卒外)	15セッション：105演題
教育講演(卒外)	4セッション：12講演
海外招聘講演(STROKE2024)	10講演(内卒中外3演題)
一般演題　口演(STROKE2024)	936演題(内卒中外66セッション)
一般演題　ポスター(STROKE2024)	588演題

Table 2 参加者数

参加カテゴリー	登録数
STROKE2024　合計	7,246名
医師	5,196名
医師以外の医療従事者	1,022名
一般・企業	998名
初期研修医・学生・留学生	210名
脳卒中相談窓口多職種講習会のみ	3,602名
CEP講習会	443名

日程表 [1日目 3月7日(木)]

8:00 / 9:00 / 10:00 / 11:00 / 12:00 / 13:00

パシフィコ横浜 ノース

会場名	部屋名(階)					ランチョン
第1会場	G5+G6 (1F)	開会式	日本脳卒中学会賞候補口演(基礎部門)(卒中賞1)	日本脳卒中学会賞候補口演(臨床部門)(卒中賞2)	海外招聘講演1(卒外IL1) 演者：Jeong Eun Kim 座長：宮本享	ランチョンセミナー1-1 日本メドトロニック株式会社
第2会場	G7 (1F)		シンポジウム3(卒中SY3) アルツハイマー型認知症と脳血管障害		シンポジウム4(卒中SY4) 新たな血栓溶解療法の展望	ランチョンセミナー1-2 大塚製薬株式会社/ノバルティスファーマ株式会社 オンデマンド配信なし
第3会場	G8 (1F)		シンポジウム1(卒外SY1) 頸動脈狭窄症の外科治療(CEA, CAS)		ビデオシンポジウム1(卒外VS1) 内・外視鏡が脳卒中の外科手術を変える	
第4会場	G301+G302 (3F)	開会式	文献レビュー	シンポジウム1(スパズムSY1) 変わるくも膜下出血治療	シンポジウム2(スパズムSY2) 新たな時代におけるくも膜下出血の周術期管理	ランチョンセミナー1-3 イドルシアファーマシューティカルズジャパン株式会社 オンデマンド配信なし
第5会場	G303+G304 (3F)		シンポジウム8(卒中SY8) がん関連脳卒中 up date		海外招聘講演1(卒中IL1) 演者：Keith W. Muir	
第6会場	G312+G313 (3F)		一般口演1(卒中O-1) 働き方改革	一般口演2(卒中O-2) 脳内出血1	一般口演3(卒中O-3) 脳内出血2	ランチョンセミナー1-4 バイエル薬品株式会社 オンデマンド配信なし
第7会場	G314+G315 (3F)		一般口演1(卒外O-1) 硬膜動静脈瘻1(病態1)	一般口演2(卒外O-2) 硬膜動静脈瘻2(病態2)	一般口演3(卒外O-3) 頸動脈病変1(プラーク)	ランチョンセミナー1-5 株式会社大塚製薬工場 オンデマンド配信なし
第8会場	G316+G317 (3F)		一般口演8(卒外O-8) 血管内治療1(脳動脈瘤)	一般口演9(卒外O-9) 血管内治療2(小型中型脳動脈瘤)	一般口演10(卒外O-10) 血管内治療3(後方循環)	ランチョンセミナー1-6 第一三共株式会社 オンデマンド配信なし
第9会場	G318+G319 (3F)		一般口演6(卒中O-6) 画像1	一般口演7(卒中O-7) 画像2	一般口演8(卒中O-8) 画像3	ランチョンセミナー1-7 テルモ株式会社 オンデマンド配信なし
第10会場	G401 (4F)		一般口演11(卒中O-11) 地域連携	一般口演12(卒中O-12) 多職種連携	一般口演13(卒中O-13) Next generationの脳卒中研究1	ランチョンセミナー1-8 日本ライフライン株式会社
第11会場	G402 (4F)		一般口演15(卒外O-15) 未破裂脳動脈瘤1(疫学・病態)	一般口演16(卒外O-16) 未破裂脳動脈瘤2(開頭術 アプローチ)	一般口演17(卒外O-17) 未破裂脳動脈瘤3(開頭術 合併症・長期成績)	ランチョンセミナー1-9 Integra Japan 株式会社
第12会場	G403 (4F)		教育講演1(卒外EL1) バイパスとCEA		一般口演22(卒外O-22) バイパス術	
第13会場	G404 (4F)		一般口演16(卒中O-16) 虚血性血管障害急性期1	一般口演17(卒中O-17) 虚血性血管障害急性期2	一般口演18(卒中O-18) COVID-19	ランチョンセミナー1-10 エーザイ株式会社 オンデマンド配信なし

13:00 — 14:00 — 15:00 — 16:00 — 17:00 — 18:00 — 19:00 — 20:00

1	2	3	4	5	6	7	8
日本神経学会との合同 シンポジウム 1 (卒中 SY1) 脳卒中に携わる脳神経内科医の矜持	シンポジウム 2 (卒中 SY2) Non-academic 施設における in-house 脳卒中研究	アフタヌーンセミナー 1-1 日本メドトロニック株式会社	合同シンポジウム 1 (合同 SY1) Next generation が変える脳卒中学・脳卒中医療				
シンポジウム 5 (卒中 SY5) 脳卒中診療におけるメタバース	日本脳卒中協会との合同 シンポジウム 6 (卒中 SY6) 脳卒中医療・ケアにおけるピアサポート支援の在り方	アフタヌーンセミナー 1-2 センチュリーメディカル株式会社	CVSSとの合同 シンポジウム 7 (卒中 SY7) 脳卒中専門医からみた脳塞栓症の治療戦略				
シンポジウム 2 (卒外 SY2) もやもや病の最新研究 — 病態・診断・治療 —	シンポジウム 3 (卒外 SY3) Multimodal treatment 時代の脳動静脈奇形治療の現状と課題	アフタヌーンセミナー 1-3 ジョンソン・エンド・ジョンソン株式会社 オンデマンド配信なし	ビデオシンポジウム 2 (卒外 VS2) 脳幹部海綿状血管奇形に対する手術アプローチの工夫と長期成績	脳卒中の外科学会社員総会			
事務報告	一般口演 1 (スパズム O-1) 基礎研究	シンポジウム 3 (スパズム SY3) クラゾセンタン投与における水分管理のパラダイムシフト	一般口演 2 (スパズム O-2) 診断と治療	アフタヌーンセミナー 1-4 演者： David M. Hasan	シンポジウム 4 (スパズム SY4) Rho kinase 阻害薬の有効な投与方法	一般口演 3 (スパズム O-3) 周術期管理	閉会式
海外招聘講演 2 (卒中 IL2) 演者： Götz Thomalla	海外招聘講演 3 (卒中 IL3) 演者：Yuki Mori						
一般口演 4 (卒中 O-4) 脳内出血 3	一般口演 5 (卒中 O-5) 再生医療						
一般口演 4 (卒外 O-4) 硬膜動静脈瘻 3 (治療 1)	一般口演 5 (卒外 O-5) 脳出血	一般口演 6 (卒外 O-6) 基礎研究	一般口演 7 (卒外 O-7) モニタリング				
一般口演 11 (卒外 O-11) 頚動脈病変 2 (CEA1)	一般口演 12 (卒外 O-12) 頚動脈病変 3 (CEA2)	一般口演 13 (卒外 O-13) 頚動脈病変 4 (CEA3)	一般口演 14 (卒外 O-14) 頚動脈病変 5 (CEA4)				
一般口演 9 (卒中 O-9) 画像 4	一般口演 10 (卒中 O-10) 臨床研究						
一般口演 14 (卒中 O-14) Next generation の脳卒中研究 2	アフタヌーンセミナー 1-5 日本ストライカー株式会社	一般口演 15 (卒中 O-15) Non-academic 施設における in-house 脳卒中研究					
一般口演 18 (卒外 O-18) 血管内治療 4 (FD1)	一般口演 19 (卒外 O-19) 血管内治療 5 (FD2)	一般口演 20 (卒外 O-20) 血管内治療 6 (FD3)	一般口演 21 (卒外 O-21) 血管内治療 7 (テクニック・工夫 1)				
一般口演 23 (卒外 O-23) 動脈解離 1 (病態)	一般口演 24 (卒外 O-24) 動脈解離 2 (治療)	一般口演 25 (卒外 O-25) 二刀流術者	一般口演 26 (卒外 O-26) もやもや病 1 (手術)				
一般口演 19 (卒中 O-19) 虚血性血管障害急性期 3	一般口演 20 (卒中 O-20) 虚血性血管障害急性期 4						

日程表 [2日目 3月8日金]

8:00 / 9:00 / 10:00 / 11:00 / 12:00 / 13:00（30分目盛）

	会場名	部屋名(階)				
パシフィコ横浜 ノース	第1会場	G5+G6 (1F)	合同シンポジウム 2 (合同 SY2) 改訂脳卒中治療ガイドライン 2023 の要諦		合同シンポジウム 3 (合同 SY3) 学生，研修医，若手脳卒中医への脳卒中診療教育	ランチョンセミナー 2-1 日本メドトロニック株式会社
	第2会場	G7 (1F)	シンポジウム 10 (卒中 SY10) 脳血管障害における脳循環代謝画像の最前線		海外招聘講演 2 (卒外 IL2) 演者：Giuseppe Lanzino	ランチョンセミナー 2-2 エーザイ株式会社 / バイオジェン・ジャパン株式会社 オンデマンド配信なし
	第3会場	G8 (1F)	ビデオシンポジウム 4 (卒外 VS4) 二刀流術者の脳動脈瘤の治療戦略		シンポジウム 4 (卒外 SY4) 中型以下の動脈瘤におけるコイル塞栓術と新規デバイスの使い分け	ランチョンセミナー 2-3 ネスレ日本株式会社 ネスレ ヘルスサイエンス カンパニー
	第4会場	G301+G302 (3F)			シンポジウム 12 (卒中 SY12) 脳卒中における再生誘導	ランチョンセミナー 2-4 ボストン・サイエンティフィック ジャパン株式会社 オンデマンド配信なし
	第5会場	G303+G304 (3F)			海外招聘講演 5 (卒中 IL5) 演者：Michael D. Hill	ランチョンセミナー 2-5 株式会社カネカメディックス オンデマンド配信なし
	第6会場	G312+G313 (3F)	一般口演 21 (卒中 O-21) 脳卒中とてんかん	一般口演 22 (卒中 O-22) リハビリテーション 1	一般口演 23 (卒中 O-23) リハビリテーション 2	ランチョンセミナー 2-6 センチュリーメディカル株式会社 オンデマンド配信なし
	第7会場	G314+G315 (3F)	一般口演 27 (卒中 O-27) 基礎疾患管理	一般口演 28 (卒中 O-28) 虚血性血管障害 急性期 5	一般口演 29 (卒中 O-29) 虚血性血管障害 急性期 6	ランチョンセミナー 2-7 株式会社東海メディカルプロダクツ
	第8会場	G316+G317 (3F)	一般口演 33 (卒中 O-33) 患者支援・相談窓口 1	一般口演 34 (卒中 O-34) 患者支援・相談窓口 2	一般口演 35 (卒中 O-35) 認知症	ランチョンセミナー 2-8 テルモ株式会社 / 大塚メディカルデバイス株式会社 オンデマンド配信なし
	第9会場	G318+G319 (3F)	一般口演 27 (卒外 O-27) 血管内治療 8 (抗血小板剤	一般口演 28 (卒外 O-28) 血管内治療 9 (テクニック・工夫 2)	一般口演 29 (卒外 O-29) 頸動脈病変 6 (CAS1)	ランチョンセミナー 2-9 日本ストライカー株式会社
	第10会場	G401 (4F)	一般口演 32 (卒外 O-32) くも膜下出血 1 (開頭術)	一般口演 33 (卒外 O-33) くも膜下出血 2 (稀な病態)	一般口演 34 (卒外 O-34) くも膜下出血 3 (血管内治療 1)	ランチョンセミナー 2-10 第一三共株式会社 オンデマンド配信なし
	第11会場	G402 (4F)	一般口演 39 (卒中 O-39) ATBI	一般口演 40 (卒中 O-40) 急性期 ATBI 1	一般口演 41 (卒中 O-41) 急性期 ATBI 2	ランチョンセミナー 2-11 ジョンソン・エンド・ジョンソン株式会社 オンデマンド配信なし
	第12会場	G403 (4F)	一般口演 37 (卒外 O-37) 若手〜中堅術者による脳卒中外科の治療成績		教育講演 2 (卒外 EL2) 脳動脈瘤　クリッピング	
	第13会場	G404 (4F)	一般口演 45 (卒中 O-45) 脳卒中の臨床研究	一般口演 46 (卒中 O-46) 脳卒中疫学	一般口演 47 (卒中 O-47) 脳卒中医療体制 1	ランチョンセミナー 2-12 アボットジャパン合同会社 オンデマンド配信なし

13:00–	14:00–	15:30–	16:30–	18:30–
特別企画(卒外 SP) 演者：上山博康 座長：加藤庸子	**海外招聘講演 4(卒中 IL4)** 演者：Tudor G. Jovin 座長：赤松洋祐	アフタヌーンセミナー 2-1 アボットメディカルジャパン合同会社 オンデマンド配信なし	日本循環器学会との遠隔合同 **シンポジウム 9(卒中 SY9)** 脳卒中・心臓病等総合支援センター　2 年目を迎えて	**合同会員情報交換会** 18:30〜 ヨコハマグランドインターコンチネンタルホテル 3F インターコンチネンタルボールルーム
特別企画(卒中 SP) 演者：板橋亮 佐藤義朝 坪井潤一 座長：小笠原邦昭	**シンポジウム 11(卒中 SY11)** 睡眠と脳卒中		**ビデオシンポジウム 3(卒外 VS3)** 脳血管内治療時代の脳動脈瘤直達術 ー今、何が求められるのかー	
		アフタヌーンセミナー 2-2 日本メジフィジックス株式会社 オンデマンド配信なし	**シンポジウム 5(卒外 SY5)** 脳卒中の外科治療における最新の IT 技術および術前画像シミュレーションの工夫	
	シンポジウム 13(卒中 SY13) 急性期 ATBI に対する再開通療法	アフタヌーンセミナー 2-3 ブリストル・マイヤーズスクイブ株式会社 / ファイザー株式会社 オンデマンド配信なし	**シンポジウム 14(卒中 SY14)** 脳卒中急性期リハビリテーションを“変える”	
海外招聘講演 6(卒中 IL6) 演者：Roxana O. Carare				
一般口演 24(卒中 O-24) リハビリテーション 3	**一般口演 25(卒中 O-25)** 急性期リハビリテーション		**一般口演 26(卒中 O-26)** 基礎研究 1	
一般口演 30(卒中 O-30) 基礎研究 2	**一般口演 31(卒中 O-31)** 脳卒中と遺伝子・蛋白		**一般口演 32(卒中 O-32)** 脳卒中と神経症候	
一般口演 36(卒中 O-36) 頚動脈狭窄 1	**一般口演 37(卒中 O-37)** 脳静脈血栓症		**一般口演 38(卒中 O-38)** 頚動脈狭窄 2	
	一般口演 30(卒外 O-30) 頚動脈病変 7 (CAS2)		**一般口演 31(卒外 O-31)** 頚動脈病変 8 (CAS3)	
	一般口演 35(卒外 O-35) くも膜下出血 4 (血管内治療 2)		**一般口演 36(卒外 O-36)** くも膜下出血 5 (血管内治療 3)	
一般口演 42(卒中 O-42) ESUS	**一般口演 43(卒中 O-43)** がん関連疾患 1	アフタヌーンセミナー 2-4 日本ストライカー株式会社	**一般口演 44(卒中 O-44)** がん関連疾患 2	
	一般口演 38(卒外 O-38) 血管内治療時代の脳動脈瘤直達術	アフタヌーンセミナー 2-5 富士フイルムヘルスケア株式会社	**教育講演 3(卒外 EL3)** 血栓回収	
一般口演 48(卒中 O-48) 虚血性血管障害急性期 7	**一般口演 49(卒中 O-49)** 虚血性血管障害急性期 8	アフタヌーンセミナー 2-6 シーメンスヘルスケア株式会社	**一般口演 50(卒中 O-50)** 虚血性血管障害急性期 9	

日程表 [3日目 3月9日(土)]

パシフィコ横浜 ノース

会場名	部屋名(階)	9:00	10:00	11:00	12:00
第1会場	G5+G6 (1F)	シンポジウム 15 (卒中 SY15) 脳卒中医のキャリアパス		海外招聘講演 3 (卒外 IL3) 演者：Raphael Blanc	ランチョンセミナー 3-1 日本メドトロニック株式会社
第2会場	G7 (1F)	シンポジウム 16 (卒中 SY16) 脳梗塞病型分類のコンセンサス	教育講演 (卒中 EL) 令和6年度診療報酬改定の概要～働き方改革元年＋医療 DX 改定に各医療機関はいかに対応するか～		
第3会場	G8 (1F)	ビデオシンポジウム 5 (卒外 VS5) 難度の高い bypass 術に挑む	シンポジウム 6 (卒外 SY6) 若手～中堅術者（45歳以下）による脳卒中外科の治療成績：10年先を見据えて、リアルワールドを知る		
第4会場	G301+G302 (3F)	シンポジウム 17 (卒中 SY17) 頚動脈狭窄症を科学する	シンポジウム 18 (卒中 SY18) 血栓回収療法の適応拡大		ランチョンセミナー 3-2 PDR ファーマ株式会社
第5会場	G303+G304 (3F)	一般口演 51 (卒中 O-51) 虚血性脳血管障害 1	一般口演 52 (卒中 O-52) 虚血性脳血管障害 2	一般口演 53 (卒中 O-53) 心原性脳塞栓症	
第6会場	G312+G313 (3F)	一般口演 56 (卒中 O-56) チーム医療	一般口演 57 (卒中 O-57) 脳卒中看護 1	一般口演 58 (卒中 O-58) 脳卒中看護 2	ランチョンセミナー 3-3 シスメックス株式会社 オンデマンド配信なし
第7会場	G314+G315 (3F)	一般口演 60 (卒中 O-60) 血栓回収医療体制 2	一般口演 61 (卒中 O-61) 血栓回収医療体制 3	一般口演 62 (卒中 O-62) 虚血性脳血管障害 3	ランチョンセミナー 3-4 アストラゼネカ株式会社
第8会場	G316+G317 (3F)	一般口演 39 (卒外 O-39) 硬膜動静脈瘻 4（治療 2）	一般口演 40 (卒外 O-40) 硬膜動静脈瘻 5（治療 3）	一般口演 41 (卒外 O-41) もやもや病 2（合併症）	ランチョンセミナー 3-5 第一三共株式会社 / ユーシービージャパン株式会社 オンデマンド配信なし
第9会場	G318+G319 (3F)	一般口演 45 (卒外 O-45) 頭蓋内動脈狭窄 2（病態）	一般口演 46 (卒外 O-46) 頭蓋内動脈狭窄 3（バイパス）	一般口演 47 (卒外 O-47) 頚動脈病変 9 (CAS4)	ランチョンセミナー 3-6 大塚製薬株式会社 オンデマンド配信なし
第10会場	G401 (4F)	一般口演 51 (卒外 O-51) 未破裂脳動脈瘤 4（その他）	一般口演 52 (卒外 O-52) 未破裂脳動脈瘤 5（開頭術 手技 1）	一般口演 53 (卒外 O-53) 未破裂脳動脈瘤 6（開頭術、血管内治療、ハイブリッド治療）	ランチョンセミナー 3-7 キヤノンメディカルシステムズ株式会社
第11会場	G402 (4F)	一般口演 65 (卒中 O-65) 脳卒中医療体制 2	一般口演 66 (卒中 O-66) 虚血性脳血管障害 6	一般口演 67 (卒中 O-67) Small vessel diseases 1	ランチョンセミナー 3-8 株式会社ベアーメディック
第12会場	G403 (4F)	一般口演 57 (卒外 O-57) 血管内治療 10 (WEB)	一般口演 58 (卒外 O-58) 血管内治療 11 (radial approach)	一般口演 59 (卒外 O-59) 血管内治療 12（合併症）	ランチョンセミナー 3-9 カールツァイスメディテック株式会社 オンデマンド配信なし
第13会場	G404 (4F)	教育講演 4 (卒外 EL4) 脳動脈瘤 血管内治療		一般口演 63 (卒外 O-63) 外視鏡・手術支援	

13:00 — 30 — 14:00 — 30 — 15:00 — 30 — 16:00 — 30 — 17:00 — 30 — 18:00 — 30 — 19:00 — 30 — 20:00 — 30

脳卒中の外科会員報告	海外招聘講演 7 (卒中 IL7) 演者：Hee-Joon Bae 座長：板橋亮	合同シンポジウム 4 (合同 SY4) 遠隔診療で脳卒中を "変える"	閉会式
合同シンポジウム 5 (合同 SY5) 脳卒中の学校教育・啓発			
ビデオシンポジウム 6 (卒外 VS6) 治療困難な脳動脈瘤に対する外科治療 (開頭、血管内、ハイブリッド治療)	ビデオシンポジウム 7 (卒外 VS7) 解剖から考える血管手術 基本手技		
シンポジウム 7 (卒外 SY7) 治療困難な硬膜動静脈瘻へのチャレンジ (開頭、血管内、定位放射線治療)	シンポジウム 8 (卒外 SY8) 働き方改革時代の術者教育 (開頭、血管内、二刀流)、手術動画アーカイブの工夫		
一般口演 54 (卒中 O-54) 機械的血栓回収 1	一般口演 55 (卒中 O-55) 機械的血栓回収 2		
一般口演 59 (卒中 O-59) 血栓回収医療体 制 1			
一般口演 63 (卒中 O-63) 虚血性脳血管障 害 4	一般口演 64 (卒中 O-64) 虚血性脳血管障 害 5		
一般口演 42 (卒外 O-42) 脳動静脈奇形 1	一般口演 43 (卒外 O-43) 脳動静脈奇形 2	一般口演 44 (卒外 O-44) 頭蓋内動脈狭窄 1 (血管内治療)	
一般口演 48 (卒外 O-48) 頚動脈病変 10 (CAS5)	一般口演 49 (卒外 O-49) 頚動脈病変 11 (CEA, CAS)	一般口演 50 (卒外 O-50) 頚動脈病変 12 (その他)	
一般口演 54 (卒外 O-54) もやもや病 3 (小児・高次機能)	一般口演 55 (卒外 O-55) もやもや病 4 (画像)	一般口演 56 (卒外 O-56) もやもや病 5 (治療成績・病態)	
一般口演 68 (卒中 O-68) Small vessel diseases 2			
一般口演 60 (卒外 O-60) 血管内治療 13 (画像)	一般口演 61 (卒外 O-61) 血管内治療 14 (脳動脈瘤再治療)	一般口演 62 (卒外 O-62) 未破裂脳動脈瘤 7 (開頭術 手技 2)	
一般口演 64 (卒外 O-64) くも膜下出血 6 (内頚動脈前壁動脈瘤)	一般口演 65 (卒外 O-65) くも膜下出血 7 (病態)	一般口演 66 (卒外 O-66) くも膜下出血 8 (動脈解離)	

一般社団法人 日本脳卒中の外科学会
令和6年定時社員総会 議事録

日　　時：令和6年3月7日（木） 19：10-20：00
会　　場：パシフィコ横浜　ノース1階　第3会場
出席代議員：代議員総数126名　出席49名・委任52名
出 席 役 員：理事長　清水　宏明
理事　飯原　弘二　岩間　亨　遠藤　英徳　小笠原邦昭　片岡　大治
栗田　浩樹　黒田　敏　齊藤　延人　清水　宏明　髙木　康志
髙橋　淳　藤村　幹　森岡　基浩
（50音順・敬称略）

定款の規定に基づき清水宏明理事長が議長となり，以下の議題が審議され，報告された．

1. 開会宣言
上記の通り，一般社団法人に関する法律上の社員である代議員の出席があり，本総会が有効に成立したことが確認され，清水理事長より開会が宣言された．

2. 物故会員報告
清水理事長より物故会員が報告され，黙祷が行われた．

3. 理事長挨拶・事務局報告
清水理事長より，学会へのご提案の中から，会員へのアンケート調査実施の支援体制が整備され学会推奨研究として公募が始まっていること，（臨時委員会による）治療困難脳動脈瘤データベースの作成やダイバーシティ委員会での取り組みが始まっていることの報告と，挨拶がなされた．事務局報告として会員数及び高い会費納入率が維持されていることが報告された．

4. 審議事項
下記の事項が報告された．
（1）令和5年度事業・収支決算
齊藤延人財務委員長より報告され，承認された．

（2）令和6年度事業計画・予算案
齊藤財務委員長より報告され，承認された．

5. 報告事項
下記の事項が報告された．
（1）役職指定理事交代の報告
役職指定理事（その年の会長と前期会長）が齊藤延人氏及び飯原弘二氏から髙木康志氏及び齊藤延人氏へ交代することが報告された．なお，飯原弘二氏については，令和5年3月17日（金）に開催された定時社員総会における理事の選任決議において，その任期は2024年に開催される定時社員総会の終結の時までとされたため，本総会終結の時をもって，任期満了により理事を退任することもあわせて報告された．
（2）各委員会からの報告
・総務委員会：岩間　亨委員長より，技術認定制度関連用語の英語表記について学会として正式に技術認定制度：Surgical Skill Certification System for Cerebrovascular Surgery，技術指導医：Instructor，技術認定医：Skill-certified Surgeonとしたことが報告された．技術指導医が満71歳を迎え，認定期間が満了となった際に称号を付与することが報告された．

・編集委員会：髙木康志委員長より，編集後記の担当予定が報告された.「日本脳卒中の外科学会賞」には山田茂樹先生（洛和会音羽病院（現）名古屋市立大学),「日本脳卒中の外科学会症例報告賞」には小倉健紀先生（小倉記念病院）が選出されたことが報告された.

・学術委員会：髙橋　淳委員長より，学会推奨研究の仕組みが整備されたことが報告された. 2024 年度の学会推奨研究について公募が開始していることが報告された.

・技術認定委員会：飯原弘二委員長より，2022 年度申請（2023 年 4 月認定）結果，技術認定医 58 名・技術指導医 18 名が新たに認定され，技術認定医 24 名・技術指導医 72 名の更新が認められたことが報告された. 2023 年度の新規申請について技術認定医 81 名，技術指導医 25 名の申請があり現在審査中であることが報告された. 2024 年度申請の予定受付開始時期（新規申請は 6 月下旬頃，更新申請は 11 月下旬頃）が報告された.

・技術教育委員会：森岡基浩委員長より，技術認定医・指導医 CEP 講習会が STROKE 開催時にオンデマンド配信形式で開催されていることが報告された. 技術認定医教育セミナーが予定通り定期的に年 3 回（STROKE，コングレス，JNS の時期）開催され受講待機者が順調に受講していることが報告された.

・広報委員会：片岡大治委員長より，年々依頼が増えており，学術活動や行事，アンケート調査等に関する会員への周知が依頼された際の取り決めについて，改めて整備されたことが報告された.

・国際委員会：黒田敏委員長より，J-MOVA について 2023 年に 3 名の受け入れが行われたこと，2024 年に 14 名を受け入れ予定であることが報告された. European-Japanese Cerebrovascular Conference（EJCVC）についての説明と，第 11 回研究会が 6 月に開催されることが周知された.

・CFD 実用化委員会：新妻邦泰委員長より，CFD 実用化委員会の今後の方向性について検討が行われ，CFD の有用性が確定していない現状での会員への解析サービスは難しいこと，一方で CFD にとらわれず AI や次世代医療機器等の新しい技術について学会のためになる活動を引き続き委員会で検討する旨が報告された. また，実際の活動には専門家を集めたワーキンググループを作成して委員会と一緒に取り組む必要があることが報告された.

・ダイバーシティ委員会：藤村　幹委員長より，本学会における女性医師の活動状況が報告された. また本学会では会員の性別を把握していないことが共有された上で，今後に目指す取り組みとして，学会員の性別情報の整理，第 54 回学術集会での女性会員や若手会員の座長・シンポジストとしての登用，学会独自の「活躍する女性候補者リスト」作成の計画が報告された.

・治療困難脳動脈瘤データベース委員会：黒田　敏委員長より，治療困難な脳動脈瘤の症例に関して脳卒中の外科学会として情報を蓄積し共有する仕組みを整備する委員会の趣旨とデータベースの名称を「Japan Hard-to-Treat Aneurysm Database」(略称：J-HAND）とすることが報告された.

（3）KJJC2023 報告
岩間　亨会長より日程概要，演題数，参加者数，会計が報告された.

（4）第 53 回学術集会開催報告
齊藤延人会長より開催内容・状況が報告された.

（5）第 54 回学術集会進捗報告
髙橋　淳会長より進捗状況が報告された.

（6）第 55 回学術集会進捗報告
髙木康志会長より進捗状況が報告された.

（7）次々次期（第 56 回）学術集会会長選出
第 56 回学術集会会長について，立候補および推薦届を受け理事会審議にて，藤村　幹先生が選出されたことが清水理事長より報告され，藤村次々次期学術集会会長より挨拶があった.

6. その他
清水理事長より今後の社員総会や会員報告会の開催形態を検討していくことが提案された.

7. 閉会宣言
議題の審議・報告を終了したことを受けて，清水理事長より閉会が宣言された.

「脳卒中の外科」アーカイブ化完成のお知らせ

独立行政法人科学技術振興機構(JST)のご協力により，本機関誌を創刊号に遡り電子アーカイブ化する事業を行ってまいりましたが，平成24年10月末にこの電子アーカイブ化が完成しました．本学会ホームページ(http://nsg.med.tohoku.ac.jp/jsscs/)より，すべての論文の閲覧，PDFファイルのダウンロードが無償でできますのでご利用ください．なお，前身誌(脳卒中の外科研究会講演集 vol. 1〜vol. 14)はリンクされたJ-Stageの方から閲覧，ダウンロードを行うことになります．

オンライン論文投稿審査システムの運用開始のお知らせ

平成23年9月1日よりオンライン論文投稿審査システムの運用を開始しました．オンライン化に伴い投稿規定も改訂されました．詳細は投稿規定をご参照ください．

編集委員会からのお願い

小誌では「投稿規定」に「国内，国外を問わず，他誌に掲載済みのもの，または投稿予定のものはご遠慮ください」とうたってあり，二重投稿を禁止しております．

したがって，従来は本学会の優秀論文で編集委員会から投稿を依頼しましても，二重投稿の恐れがある場合には，著者の申し出等により投稿依頼を取り消してまいりました．

会員諸兄におかれましては，ご投稿の際には，投稿規定をお守りくださいますようお願い申し上げます．

日本脳卒中の外科学会賞のお知らせ

2023年の「脳卒中の外科」掲載論文の中から次の論文が選出され，2024年3月開催の日本脳卒中の外科学会会員報告にて表彰が行われました．

第32回日本脳卒中の外科学会賞（鈴木賞）

山田　茂樹先生　洛和会音羽病院　脳神経外科
「出血性脳卒中後の続発性正常圧水頭症における脳脊髄液の動態観察」
脳卒中の外科　第51巻2号　pp99～106，2023

第10回日本脳卒中の外科学会症例報告賞

小倉　健紀先生　小倉記念病院　脳神経外科
「頚動脈ステント留置術後に外科的にステントの摘出が必要となった2症例」
脳卒中の外科　第51巻3号　pp257～261，2023

日本脳卒中の外科学会賞（鈴木賞）選考【受賞者一覧】

回	年度	受賞者	所属	巻	号	論文名	会長
1	平成5年	西嶌美知春	富山医科大学	20	6	後頭蓋窩硬膜動静脈奇形の組織学的検討と治療法についての考察	第22回：貫井英明
2	平成6年	蛯名國彦	弘前大学	21	2	Neck clippingの困難な“小”脳動脈瘤の治療法	第23回：早川　徹
3	平成7年	深尾繁治	国立循環器病センター	22	3	頚部頚動脈粥状硬化症の病理学的所見から見た脳虚血の発症機序	第24回：斎藤　勇
4	平成8年	小野純一	千葉大学	23	3	頭蓋内椎骨脳底動脈の解離性動脈瘤非出血例の治療方針―脳血管撮影所見の経時的変化および長期的転帰からの検討―	第25回：小林茂昭
5	平成9年	北原行雄	北里大学	24	2	軽度クモ膜下出血患者の術後高次機能	第26回：福井仁士
		平林秀裕	奈良県立医科大学	24	2	重症破裂脳動脈瘤における手術適応について―体性感覚誘発電位および聴性脳幹反応による検討―	
6	平成10年	栗田浩樹	東京大学	25	3	大脳基底核・視床部脳動静脈奇形の治療成績―ガンマナイフ導入前29例と導入後67例のoverall outcome―	第27回：阿部　弘
7	平成11年	藤田豊久	済生会中和病院	26	2	鎖骨下動脈盗血症候群の外科的治療―123IMP-SPECTと99mTc-HSA上肢RI検査による脳血流および上肢血流の評価と手術適応，手術選択―	第28回：山本勇夫
		寶金清博	北海道大学	26	1	小児もやもや病外科的治療の問題点―残された問題は何か？―	
8	平成12年	大瀧雅文	札幌医科大学	27	5	Percutaneous Cardiopulmonary Support System（PCPS）を用いた超低体温下，血栓化巨大脳動脈瘤の手術	第29回：河瀬　斌
9	平成13年	野崎和彦	京都大学	28	3	硬膜内巨大脳動脈瘤の自然経過と治療戦略	第30回：橋本信夫
10	平成14年	吉田和道	京都大学	29	1	高安動脈炎における脳血行再建術後合併症についての検討	第31回：小川　彰
11	平成15年	佐々木達也	福島県立大学	30	2	脳動脈瘤術後の穿通枝梗塞	第32回：堀　智勝

12	平成16年	甲斐　豊	熊本大学	31	1	逆行性脳表静脈流出路を有する硬膜動静脈瘻のMRI/SPECT所見	第33回：滝　和郎
13	平成17年	水谷　徹	東京都立府中病院	32	5	部分血栓化した巨大本幹脳動脈瘤の臨床経過と病理所見 —慢性解離性脳動脈瘤の概念—	第34回：溝井和夫
14	平成18年	小笠原邦昭	岩手医科大学	33	3	頚部頚動脈内膜剝離術後過灌流 —その病態・意義・対策・診断・予知—	第35回：藤井清孝
15	平成19年	鈴木恭一	福島県立医科大学	34	2	運動誘発電位モニタリングを用いた脳動脈瘤手術	第36回：佐々木富男
16	平成20年	吉田和道	倉敷中央病院	35	4	Near Occlusionに対するCarotid Endarterectomy—MRIプラーク性状評価と術後内頚動脈の開存性について—	第37回：榊　寿右
17	平成21年	菊田健一郎	京都大学	36	5	もやもや病に対する直接バイパス術の長期効果と統合画像を利用した治療戦略およびMRI上のMicrobleedsの意義	第38回：永廣信治
18	平成22年	森岡基浩	熊本大学	37	5	小児虚血型もやもや病の長期転帰および発症様式に関与する因子の解析	第39回：嘉山孝正
19	平成23年	数又　研	手稲渓仁会病院	38	4	くも膜下出血急性期にhigh flow bypassを行った破裂内頚動脈瘤の手術—特に内頚背側型動脈瘤の治療について—	第40回：宝金清博
20	平成24年	渡部寿一	中村記念病院	39	1	くも膜下出血後脳血管攣縮期の脳血流評価におけるvasoparalysisの頻度と病態に関しての検討	第41回：永田　泉
21	平成25年	藤村　幹	仙台医療センター	40	2	周術期管理指針に基づいたもやもや病に対する血行再建術—急性期脳血流評価と予防的降圧の効果と限界—	第42回：冨永悌二
22	平成26年	村井保夫	日本医科大学	41	1	橈骨動脈グラフトの基本 —80例の反省を込めた基本手技と術後管理のポイント—	第43回：山田和雄
23	平成27年	清水　崇	順天堂大学附属練馬病院	42	6	コイル塞栓術後脳動脈瘤に対する外科治療—特にclippabilityに関する検討—	第44回：宮本　亨
24	平成28年	黒崎義隆	倉敷中央病院	43	2	不安定プラークを伴った症候性軽度狭窄症に対する抗血小板療法と内膜剝離術	第45回：伊達　勲
25	平成29年	中冨浩文	東京大学医学部付属病院	44	6	脳動静脈奇形，瘻手術に於ける穿通枝フィーダーの“解剖と神経機能の可視化”による機能温存	第46回：塩川芳昭
26	平成30年	大宅宗一	埼玉医科大学総合医療センター	45	4	小児の脳動静脈奇形の特徴を踏まえた治療—いかに出血源を特定し，閉塞を確認し，そして経過観察するか—	第47回：木内博之
27	平成31年	山木　哲	山形市立病院済生館	46	1	多発脳動脈瘤症例の破裂瘤特定における造影MRI vessel wall imagingの有用性	第48回：岩間　亨
28	令和2年	原　貴行	虎の門病院	47	1	傍前床突起部内頚動脈瘤の手術におけるVEPモニタリングの有用性	第49回：中瀬裕之
29	令和3年	長谷川洋敬	東京大学	48	2	Spetzler-Martin grade Ⅱ/Ⅲの脳動静脈奇形に対する定位放射線治療490例の解析	第50回：黒田　敏
30	令和4年	長谷川洋敬	東京大学	49	5	小脳脳動静脈奇形におけるガンマナイフ治療の長期成績解析	第51回：清水宏明
31	令和5年	山川功太	総合東京病院	50	2	前交通動脈瘤クリッピング術におけるrectal gyrusの一部切除は術後認知障害の原因となり得るか	第52回：飯原弘二
32	令和6年	山田茂樹	洛和会音羽病院	51	2	出血性脳卒中後の続発性正常圧水頭症における脳脊髄液の動態観察	第53回：齊藤延人

日本脳卒中の外科学会症例報告賞選考【受賞者一覧】

回	年度	受賞者	所属	巻	号	論文名	会長
1	平成27年	堀口聡士	赤穂市民病院	42	1	内頚動脈遮断早期にMEP巨大波形が出現した2例	第44回：宮本　亨
2	平成28年	吉田昌弘	大崎市民病院	43	6	灌流不全による頭痛と虚血部位に一致した円蓋部くも膜下出血を生じた椎骨動脈高度狭窄の一例	第45回：伊達　勲
3	平成29年	金　相年	帯広厚生病院	44	3	High flowバイパス20年後のグラフト血管に発生した破裂部分血栓化巨大動脈瘤の治療例	第46回：塩川芳昭
4	平成30年	松本昌泰	岩手医科大学	45	2	血液透析用カテーテルの総頚動脈への誤穿刺・挿入に対し外科的血管形成術を行った2例～血管形成法に関する考察～	第47回：木内博之
5	平成31年	岡田明大	京都大学	46	3	診断および治療方針に苦慮した両側眼虚血症候群を生じた両側総頚動脈狭窄症の1例	第48回：岩間　亨
		中久木卓也	彦根市立病院	46	4	対側STAグラフトを用いた一時的なバイパス併用でクリッピングした再発未破裂中大脳動脈瘤の1例	
6	令和2年	長田佳整	大崎市民病院	47	3	造影3D T1 fast spin-echoで破裂動脈瘤を推定し治療した高齢者多発脳動脈瘤の2例	第49回：中瀬裕之
7	令和3年	三好教生	ベルランド総合病院	48	1	両側総頚動脈閉塞に対して血行再建術を行った1例	第50回：黒田　敏
8	令和4年	寺西邦匡	医誠会病院	49	3	脳卒中後，頭蓋骨欠損に対し，神経内視鏡を用いて頭蓋形成術を行った2例	第51回：清水宏明
9	令和5年	田中克浩	三重中央医療センター	50	1	数値流体力学を用いた脳動脈瘤破裂点の検討	第52回：飯原弘二
10	令和6年	小倉健紀	小倉記念病院	51	3	頚動脈ステント留置術後に外科的にステントの摘出が必要となった2症例	第53回：齊藤延人

本学会一般社団法人化のお知らせ

日本脳卒中の外科学会は，平成23年1月6日をもって一般社団法人日本脳卒中の外科学会となりました．定款・細則は学会ホームページ http://nsg.med.tohoku.ac.jp/jsscs/ を参照ください．

会員ページご利用に関するお知らせ

ホームページの「会員ページ」より，住所などのご変更，各種講習会のお申込み，年会費の払込状況の確認などを行うことができます．

※ログイン ID/パスワードがご不明の会員の方はご連絡ください．

URL　https://jsscs.jp/

「技術認定医」・「技術指導医」申請に関するお知らせ

「技術認定医」・「技術指導医」につきまして，2024年度の申請を受付中です．

詳細は学会ホームページの「技術認定制度」よりご確認ください．

URL　https://nsg.med.tohoku.ac.jp/jsscs/ssqs.html

一般社団法人日本脳卒中の外科学会機関誌「脳卒中の外科」
投稿規定

1. 本誌の目的

本誌は，一般社団法人日本脳卒中の外科学会の機関誌として，脳卒中の外科およびその関連領域に関する基礎的および臨床的研究(原著)，症例報告，手術手技を主として掲載し，脳卒中の外科領域の知識水準および臨床技術を高めることを目的とします.

2. 論文の内容について

脳卒中の外科の発展に貢献しうるオリジナリティに富んだ論文を歓迎します．国内，国外を問わず，他誌に掲載済みのもの，または掲載予定のものはご遠慮ください．なお，英文論文も受け付けます.

3. 倫理性，個人情報，転載・引用許諾について

人を対象とした医学系研究については，日本脳神経外科学会の「人を対象とした研究の学会発表や論文投稿において遵守すべき倫理指針」(http://jns.umin.ac.jp/jns/ethicalreviewboard)に沿った対応が取られていることが必要です．研究倫理審査が必要な論文については，あらかじめ審査・承認を得て，論文中に承認番号を記載してください.

症例報告については，日本脳神経外科学会の「症例報告を含む医学論文及び学会発表における患者プライバシー保護に関する指針」(http://jns.umin.ac.jp/jns/ethicalreviewboard)を遵守し，症例報告についての患者の同意を得た旨を論文中に記載してください．また，医薬品の適応外使用や国内未承認医療材料の臨床使用を含む報告については，所属施設に設置されている関連委員会(倫理審査委員会，未承認新規医薬品等審査委員会等)において使用の承認を得たうえで，論文中に承認番号を記載してください.

動物を用いた研究については「実験動物の飼養及び保管並びに苦痛の軽減に関する基準」(平成18年4月　環境省告示第88号)などを遵守して行われた研究である必要があります.

著作権のある図表の使用，未発表の結果の引用などを行う場合は書面で許可を受け，一緒に投稿してください.

4. 論文の審査について

論文の採否は編集委員会で決定します．審査の結果，原稿の一部改正をお願いするか，編集委員会の責任において訂正することがあります.

5. 論文の種類と執筆要領について

①論文掲載形式は，総説，原著，症例報告，手術手技とします.

(1)総説：特定の分野・領域に関する文献やデータについて概論的に示したもの.

(2)原著：特定のテーマについて研究を行い，未発表の新たな知見を提供しているもの.

(3)症例報告

(4)手術手技

②論文ファイルはMS wordで作成し，ページレイアウトはA4判で1行25字×24行=600字としてください．査読者が当該場所を指摘しやすいように，ページ番号および行数番号をつけてください.

③原稿の表紙には，題名，著者名，発表施設名，連絡先(住所・氏名)を和英併記で明記してください.

④和文抄録(600字以内)をつけてください．英文抄録との整合性にご留意ください.

⑤論文の内容を明記した英文抄録(500語以内)をつけてください．抄録の最後に5個以内の英文のkey wordsをつけてください.

⑥論文の長さと図表の数は下記の通りです．原稿枚数は和文抄録，英文抄録，文献を含んで計算します．所定枚数を超過した論文は原則として採用しませんが，編集委員会で認めた場合に限り，掲載することがあります.

【邦文論文】

論文種類	原稿枚数(1枚600字) (A4用紙，25字×24行)	写真，図，表
総　説	19枚以内	10個以内
原　著	14枚以内	8個以内
症例報告	9枚以内	6個以内
手術手技	7枚以内	6個以内

【英文論文】

論文種類	原稿枚数(A4用紙，12ポイント， 1枚の行数は26行以内)	写真，図，表
原　著	9枚以内	8個以内
症例報告	6枚以内	6個以内
手術手技	5枚以内	6個以内

⑦ファイル容量について

ファイル容量は，図・表を含めて1論文20メガバイト以内にしてください．

⑧字句は脳神経外科学用語集（日本脳神経外科学会用語委員会編集）に準拠し，外国語の固有名詞（人名，地名）は原語のまま記載してください．ただし，日本語化しているものはカタカナで書いてください．

略語を使用する際には，初出時に省略しない元の用語を併記してください．また，略語を使用する際には脳神経外科学用語集に準拠してください．

商標薬品名，その他の固有名詞の頭文字は大文字で書き，文中の外国語単語（病名等）の頭文字はドイツ語名詞を除きすべて小文字とします．

⑨数字は算用数字を用い，度量衡単位はCGS単位，m，cm，mm，dl，ml，μl，kg，g，mg，γを使ってください．

⑩表，写真，図はMS word，Excel，PowerPoint等を用いてデジタルデータとして作成してください．写真，図，表には表題と説明をつけてください．図，表，および表題，説明は，原則すべて英語表記とします．

⑪組織標本には染色法，倍率を入れてください．

⑫写真は原則として白黒とします．カラーの場合は実費を著者の負担とします．

6. 論文の構成について

論文は，以下の順で構成してください．

①表紙

②和文抄録

③英文抄録

④(1)原著

「はじめに」「対象・方法」「結果」「考察」「結語」の順で構成してください．

(2)症例報告

「はじめに」「症例」「考察」「結語」の順で構成してください．

(3)手術手技

症例数に応じて，原著に準じた構成か，症例報告に準じた構成か，ご選択いただき，ご執筆ください．

⑤文献

⑥ Figure legends

⑦写真，図表

英文論文の場合も同様の構成にしてください．

7. 文献について

文献は本文に用いられたもののみを使用し，引用番号を本文中に記してください．

文献の記載は引用番号を著者名のアルファベット順とし，本文の引用箇所に肩番号をつけてください．

文献の書き方は下記の通りにしてください．

雑誌：著者氏名：題名，雑誌名，巻号数：頁-頁，西暦発行年

書籍：著者氏名：書名，発行所，発行地，西暦発行年，頁-頁

著者氏名が3名以内の場合は全員，4名以上の場合は3名連記し，—，ほか：—，et al: と略してください．

文献の表題は副題も含めてフルタイトルで書いてください．学会，研究会の抄録を引用するときは，第何回学会と明記してください．欧文の場合は(abstract)と書いてください．

8. オンライン投稿について

本学会のホームページ（http://nsg.med.tohoku.ac.jp/jsscs/）からアクセスのうえ，J-STAGEのオンライン投稿システムより投稿してください．郵送による投稿は受け付けません．

①カバーレターの入力

ご投稿の際は，編集委員長宛てに(1)論文のタイトル，(2)本論文がオリジナルのものであること，(3)本論文が未発表であり，他の雑誌に掲載・投稿されていないこと，(4)発表に対して，利益相反を有していないこと，などを含めたカバーレターをご入力ください．

また，原著や手術手技の論文をご投稿の場合は，日本脳神経外科学会の「人を対象とした研究の学会発表や論文投稿において遵守すべき倫理指針」に沿った対応がとられているか，症例報告の論文をご投稿の場合は，患者の同意を得ているかについての記載も必要です．

②投稿用原稿および掲載用原稿の提出

本文ファイル（MS word）および写真，図，表を個別にアップロードしてください．（本文ファイルに写真，図，表を取り込んで1つのファイルにする必要はありません．）

③投稿承諾書およびCOI登録申告書（様式1）の提出

投稿承諾書の用紙は学会ホームページからダウンロードしてください．この投稿承諾書に共著者全員が署名し，スキャナー取り込みでPDF等の電子データにしたものをアップロードしてください．

9. 著作権について

本誌に掲載された論文（写真・図・表を含む）の著作権は一般社団法人日本脳卒中の外科学会に帰属することとなります．

10. 著者校正について

1回のみ行います.

11. 別刷について

別刷は30部まで無料とし，希望部数は著者校正時にお申し込みください.

12. 利益相反(conflict of interest，以下COI)について

投稿に当たっては著者全員のCOI状態を自己申告しなければなりません．日本脳卒中の外科学会は，COIマネージメントを日本脳神経外科学会の管理指針に従って運用しております．著者が社団法人日本脳神経外科学会の会員であれば，日本脳神経外科学会のホームページ上でCOIに関する自己申告書をオンライン登録してください．また，「投稿承諾書およびCOI登録申告書」(様式1)にオンライン登録状況を記入してください.

著者が社団法人日本脳神経外科学会の会員でない場合は，「COI報告書」(様式2)を日本脳卒中の外科学会ホームページからダウンロードして，必要事項を記入の上，提出してください．提出法は「投稿承諾書およびCOI登録申告書」と同様です．スキャナー取り込みでPDF等の電子ファイルに変換し投稿画面上でアップロードしてください.

なお，利益相反関係(例：研究費・特許取得を含む企業との財政的関係，当該株式の保有，公的研究費に基づくかどうか等)の有無を本文の最後に明記してください.

例示：①日本脳神経外科学会へのCOI自己申告を完了しており，筆頭著者が昨年1月～12月において本研究に関して開示すべきCOIは以下の通りです．A社，B社より研究費(年間200万円以上)を，C社より講演料(年間100万円以上)を得ています．②著者全員は日本脳神経外科学会へのCOI自己申告を完了しています．本論文の発表に関して開示すべきCOIはありません.

13. 編集事務局

〒770-8503　徳島市蔵本町3丁目18-15
徳島大学大学院　脳神経外科学内
「脳卒中の外科」徳島大学編集局
TEL: 088-633-7149
FAX: 088-632-9464
E-mail: scs@tokushima-u.ac.jp(編集局専用)

14. 附則

本規程は，令和2年8月1日から施行する.

様式 1

投稿承諾書およびCOI登録申告書

下記の論文を一般社団法人日本脳卒中の外科学会機関誌「脳卒中の外科」に投稿いたします．他誌への類似論文の投稿はいたしません．本論文の著作権は一般社団法人日本脳卒中の外科学会に帰属することを承諾いたします．

また，日本脳神経外科学会へのCOI自己申告の登録状況は以下のとおりです．

論　　文 ……………………………………………………

……………………………………………………

	所属	署名	COI 自己申告
筆頭著者	……………	……………	□済，□未
共 著 者	……………	……………	□済，□未
	……………	……………	□済，□未
	……………	……………	□済，□未
	……………	……………	□済，□未
	……………	……………	□済，□未
	……………	……………	□済，□未
	……………	……………	□済，□未
	……………	……………	□済，□未
	……………	……………	□済，□未
	……………	……………	□済，□未
	……………	……………	□済，□未
	……………	……………	□済，□未

年　　月　　日

＊日本脳神経外科学会へのCOI自己申告が未実施の方は「COI報告書」（様式2）を提出してください．

様式 2

日本脳卒中の外科学会機関誌「脳卒中の外科」：自己申告によるCOI報告書

著 者 名：

論文題名：

（申請者について，前年 1 年間（1 月 1 日〜 12 月 31 日）の利益相反状態を記載）

項　目	該当の状況	有であれば，企業名などの記載
①報酬額 単一の企業・団体から年間 100 万円以上	有 ・ 無	例，ABC 製薬
②株式の利益 単一の企業から年間 100 万円以上，あるいは当該株式の 5% 以上保有	有 ・ 無	
③特許使用料 1 つにつき年間 100 万円以上	有 ・ 無	
④講演料 単一の企業・団体からの年間合計 100 万円以上	有 ・ 無	
⑤原稿料 単一の企業・団体からの年間合計 50 万円以上	有 ・ 無	
⑥研究費・助成金などの総額 企業や営利を目的とした団体から単一の臨床研究に対して支払われた年間総額が 200 万円以上	有 ・ 無	
⑦奨学（奨励）寄付金などの総額 単一の企業・団体から 1 名の研究代表者に支払われた年間総額が 200 万円以上	有 ・ 無	

（本 COI 申告書は申告日より 3 年間保管されます）

（申告日）　　　　　年　　　月　　　日

申告者（署名）＿＿＿＿＿＿＿＿＿＿＿＿＿＿＿＿㊞

一般社団法人　日本脳卒中の外科学会
定　款

第1章　総　則

（名称）
第 1 条　この法人は、一般社団法人日本脳卒中の外科学会（The Japanese Society on Surgery for Cerebral Stroke）と称する。

（事務所）
第 2 条　この法人は、主たる事務所を仙台市青葉区に置く。
2　この法人は、理事会の決議によって従たる事務所を必要な地に置くことが出来る。

（目的）
第 3 条　この法人は、脳卒中の外科治療に関する医学の進歩を促進し、広く知識の交流を図ることを目的とする。

（事業）
第 4 条　この法人は、前条の目的を達成するため、次の事業を行う。
(1)　機関誌「脳卒中の外科」を編集し、発行する。
(2)　年1回の学術集会を開催する。
(3)　脳卒中の外科領域に関する啓発活動、調査、意見表明等を行う。
(4)　技術指導医及び技術認定医の認定を行う。
(5)　前各号に附帯または関連する事業。

（公告の方法）
第 5 条　この法人の公告は、主たる事務所の公衆の見やすい場所に掲示する方法により行う。

第2章　会員及び社員

（会員の種類）
第 6 条　この法人の会員は次の3種とする。
(1)　正会員　会員は本会の目的に賛同しその達成に協力する医師をもって構成する。
(2)　準会員　医師以外で本会の目的に賛同しその達成に協力する個人及び団体より構成する。
(3)　名誉会員　別に定める細則により、理事会で推薦し、社員総会で承認されたものを名誉会員とする。
(4)　特別会員　別に定める細則により、理事会で推薦し、社員総会で承認されたものを特別会員とする。

（入会）
第 7 条　この法人の正会員になろうとする者は、所定の申込用紙に必要事項を記載し申し込まなければならない。
2　この法人の準会員になろうとする者は、所定の申込用紙に必要事項を記載して申し込みのうえ、理事会の承認を受けなければならない。

（年会費）
第 8 条　正会員・準会員は、この法人の事業活動に経常的に生じる費用に充てるため、別に定める会費細則に従い、会費を支払う義務を負う。

（任意退会）
第 9 条　会員は、退会届を提出することにより、任意にいつでも退会することができる。

（会員資格の喪失）
第10条　会員が次のいずれかに該当するに至ったときは、その資格を喪失する。
(1)　退会したとき。
(2)　年会費の納入を連続して3年間怠ったとき。
(3)　総社員が同意したとき。
(4)　会員である個人が死亡し又は破産手続きの開始決定を受け若しくは後見開始の審判を受けたとき。
(5)　会員である団体が破産手続きの開始決定を受け又は解散したとき。
(6)　除名されたとき。
2　会員が前項の規定によりその資格を喪失したときは、この法人に対する会員としての権利を失い、義務を免れる。ただし、未履行の義務は、これを免れることができない。
3　この法人は、会員が資格を喪失しても、既に納入した会費及びその他の拠出金品は、これを返還しない。

（除名）
第11条　会員が次のいずれかに該当するに至ったときは、社員総会の決議によって当該会員を除名することができる。
(1)　この定款又はその他の規則に違反したとき。
(2)　この法人の名誉を傷つけ、又は目的に反する行為をしたとき。
(3)　その他除名すべき正当な事由があるとき。
2　前項の規定により会員を除名したときは、当該会員に対し、除名した旨を通知しなければならない。

（社員）
第12条　この法人に代議員を置き、代議員をもって一般社団法人及び一般財団法人に関する法律上の社員とする。ただし、正会員は、一般社団法人及び一般財団法人に関する法律に規定された次に掲げる社員の権利を、社員と同様にこの法人に対して、行使することができる。
(1)　法第14条第2項の権利（定款の閲覧等）
(2)　法第32条第2項の権利（社員名簿の閲覧等）
(3)　法第57条第4項の権利（社員総会の議事録の閲覧等）
(4)　法第50条第6項の権利（社員の代理権証明書面等の閲覧等）
(5)　法第52条第5項の権利（電磁的方法による議決権行使記録の閲覧等）
(6)　法第129条第3項の権利（計算書類等の閲覧等）
(7)　法第229条第2項の権利（清算法人の貸借対照表等の閲覧等）
(8)　法第246条第3項、第250条第3項及び第256条第3項の権利（合併契約等の閲覧等）

（代議員の定数と選出）
第13条　代議員の定数は選挙の年の1月1日時点における正会員数を30で除した員数とする。ただし、その際生じた小数点以下の端数はくり上げて1名を加えた員数とする。定数決定のための会員数を除する数は理事会の決定により改定できるものとする。
2　代議員は、正会員の中から正会員による選挙で選出する。選挙は、社員総会において別に定める代議員選出細則に従って行う。

（社員総会）
第 14 条　代議員は社員総会を組織し、この法人の重要事項を審議し決議する。

（代議員の任期）
第 15 条　代議員の任期は、選任の 2 年後に実施される代議員選挙終了の時までとする。ただし、再任を妨げない。
2　代議員が欠けた場合、又は事故等により代議員として社員総会において議決権を行使することができる代議員が欠けた場合、任期の満了又は第 9 条に定める任意退会及び第 10 条第 1 項第 1 号乃至第 2 号に該当し、同条第 2 項の定めにより退任した代議員は、新たに選任された代議員が就任するまで、なお、代議員としての権利義務を有するものとする。
3　前項の規定にかかわらず、任期満了前に退任した代議員の補欠として、又は増員により選任された代議員の任期は、前任者又は他の在任代議員の任期の残存期間と同一とする。
4　代議員が責任追及の訴え、社員総会決議取消しの訴えなど法律上認められた各種訴権を行使中の場合は、その間、当該代議員の任期は終了しないものとする。

第 3 章　社員総会

（構成）
第 16 条　社員総会は、代議員をもって構成する。

（権限）
第 17 条　社員総会は、次の事項について決議する。
(1)　会員の除名
(2)　理事及び監事の選任又は解任
(3)　理事及び監事の報酬等の額
(4)　貸借対照表及び損益計算書（正味財産増減計算書）並びにこれらの附属明細書の承認
(5)　定款の変更
(6)　解散及び残余財産の処分
(7)　会費に関する事項
(8)　その他社員総会で決議するものとして法令又はこの定款で定められた事項

（開催）
第 18 条　当法人の社員総会は、定時社員総会及び臨時社員総会とし、定時社員総会は毎事業年度終了後 4 か月以内に開催するほか、臨時社員総会は必要に応じて開催する。

（招集）
第 19 条　社員総会は、法令に別段の定めがある場合を除き、理事会の決議に基づき理事長が招集する。
2　総代議員の議決権の 10 分の 1 以上の議決権を有する代議員は、理事長に対し、社員総会の目的である事項及び招集の理由を示して、社員総会の招集を請求することができる。
3　社員総会を招集するには、理事長は、社員総会の日の 2 週間前までに、代議員に対して、必要な事項を記載した書面をもって通知しなければならない。

（議長）
第 20 条　社員総会の議長は、理事長とする。

（議決権）
第 21 条　社員は社員総会において各 1 個の議決権を有する。

（決議）
第 22 条　社員総会の決議は、法令又はこの定款に別段の定めがある場合を除き、総代議員の議決権の過半数を有する代議員が出席し、出席した当該代議員の議決権の過半数をもって行う。
2　前項の規定にかかわらず、次の決議は、総代議員の半数以上が出席し、総代議員の議決権の 3 分の 2 以上に当たる多数をもって行わなければならない。
(1)　会員の除名
(2)　監事の解任
(3)　役員等の責任の一部免除
(4)　定款の変更
(5)　解散
(6)　その他法令で定められた事項

（決議の省略）
第 23 条　理事又は代議員が社員総会の目的である事項について提案をした場合において、その提案につき社員の全員が書面又は電磁的記録により同意の意思表示をしたときは、その提案を可決する旨の社員総会の決議があったものとみなす。

（報告の省略）
第 24 条　理事が代議員の全員に対して社員総会に報告すべき事項を通知した場合において、その事項を社員総会に報告することを要しないことにつき、代議員の全員が書面又は電磁的記録により同意の意思表示をしたときは、その事項の社員総会への報告があったものとみなす。

（議事録）
第 25 条　社員総会の議事については、法令で定めるところにより、議事録を作成し議長がこれに記名押印するものとする。

第 4 章　役　員

（役員の設置）
第 26 条　この法人に次の役員を置く。
(1)　理事　7 人以上 15 人以内
(2)　監事　1 人以上 3 人以内
2　理事のうち 1 人を理事長として選定する。
3　前項の理事長をもって一般社団法人及び一般財団法人に関する法律上の代表理事とする。

（役員の選任）
第 27 条　理事及び監事は、社員総会の決議によって選任する。役員の選任に関する細則は別に定める。
2　代表理事である理事長は、理事会の決議によって理事の中から選定する。

（役職指定理事）
第 28 条　第 26 条に規定される理事のうち、2 名は役職指定理事とする。
2　役職指定理事は、学術総会会長が社員総会において、役職指定理事として選任されることにより、理事となる。なお、学術総会は毎年 3 月または 4 月に開催する学術集会とし、その会長は、別に定める学術総会会長選出に関する細則に従って選出する。

（理事の職務及び権限）
第 29 条　理事は、理事会を構成し、法令及びこの定款に定めるところにより、その職務を執行する。
2　理事長は、法令及びこの定款に定めるところにより、この法人を代表し、その業務を執行する。
3　理事長は、毎事業年度に 4 ヶ月を超える間隔で 2 回以上、自己の職務の執行の状況を理事会に報告しなければならない。

（監事の職務及び権限）

第30条　監事は、理事の職務の執行を監査し、法令で定めるところにより監査報告を作成する。

2　監事は、いつでも理事及び使用人に対して事業の報告を求め、この法人の業務及び財産の状況の調査をすることができる。

（役員の任期）

第31条　理事の任期は、選任後2年以内に終了する事業年度のうち最終のものに関する定時社員総会の終結の時までとする。ただし、再任を妨げない。

2　監事の任期は、選任後2年以内に終了する事業年度のうち、最終のものに関する定時社員総会の終結の時までとする。ただし、再任を妨げない。

3　任期の満了前に退任した理事の補欠としてまたは増員により選任された理事の任期は、前任者または他の在任理事の任期の満了する時までとする。

4　任期の満了前に退任した監事の補欠として選任された監事の任期は、前任者任期の満了する時までとする。

5　理事又は監事は、法令若しくはこの定款に定める定数に足りなくなるときは、任期の満了又は辞任により退任した後も、新たに選任された者が就任するまで、なお理事又は監事としての権利義務を有する。

（役員の解任）

第32条　理事及び監事は、いつでも、社員総会の決議によって解任することができる。

（報酬等）

第33条　理事及び監事に対しては、報酬は支給しない。

第5章　理事会

（構成）

第34条　この法人に、理事会を置く。

2　理事会は、すべての理事をもって構成する。

（権限）

第35条　理事会は、法令又はこの定款に別に定めるもののほか、次に掲げる職務を行う。

(1)　この法人の業務執行の決定

(2)　理事の職務の執行の監督

(3)　代表理事である理事長の選定及び解職

(4)　学術総会会長の選出

（招集）

第36条　理事会は、理事長が招集する。

2　理事長が欠けたとき又は理事長に事故があるときは、各理事が理事会を招集する。

（議長）

第37条　理事会の議長は、理事長がこれに当たる。

（決議）

第38条　理事会の決議は、決議について特別の利害関係を有する理事を除く理事の過半数が出席し、その過半数をもって行う。

（決議の省略）

第39条　理事が理事会の決議の目的である事項について提案をした場合、その提案につき議決に加わることができる理事の全員が書面又は電磁的記録により同意の意思表示をしたとき（監事がその提案について異議を述べたときを除く）は、その提案を可決する旨の理事会の決議があったものとみなす。

（報告の省略）

第40条　理事又は監事が理事及び監事の全員に対して理事会に報告すべき事項を通知したときは、その事項を理事会へ報告することを要しない。

2　前項の規定は、第29条第3項の規定による報告については、適用しない。

（議事録）

第41条　理事会の議事については、法令で定めるところにより議事録を作成しなければならない。

2　出席した代表理事及び監事は、前項の議事録に記名押印しなければならない。

第6章　委員会

（設置）

第42条　この法人の会務を円滑に実施するため、各種委員会を設置する。委員会の内容及び職務は、委員会設置に関する細則で定める。

（経費）

第43条　委員会の活動にかかる経費は、この法人が負担する。ただし、委員は無報酬とする。

第7章　資産及び会計

（事業年度）

第44条　この法人の事業年度は、毎年1月1日に始まり、同年12月31日に終わる。

（事業報告及び決算）

第45条　この法人の事業報告及び決算については、毎事業年度終了後、理事長が次の書類を作成し、監事の監査を受けた上で、理事会の承認を受けなければならない。

(1)　事業報告

(2)　事業報告の附属明細書

(3)　貸借対照表

(4)　損益計算書（正味財産増減計算書）

(5)　貸借対照表及び損益計算書（正味財産増減計算書）の附属明細書

2　前項の承認を受けた書類は、定時社員総会に提出し、第1号及び第2号の書類についてはその内容を報告し、第3号、第4号及び第5号の書類については承認を受けなければならない。

3　前項の規定により報告され、又は承認を受けた書類のほか、監査報告を主たる事務所に5年間、また、従たる事務所に3年間備え置くとともに、定款を主たる事務所及び従たる事務所に、会員名簿を主たる事務所に備え置くものとする。

（剰余金）

第46条　この法人は、代議員、会員、役員及びその他の者に対し、剰余金の分配をすることができない。

第8章　基　金

（基金の拠出）

第47条　この法人は、基金を引き受ける者の募集をすることができる。

（基金の募集）

第48条　基金の募集・割当て・払込み等の手続、基金の管理及び基金の返還等の取扱いについては、理事会の決議によるものとする。

（基金拠出者の権利）

第 49 条　拠出された基金は、基金の拠出者と合意した期日まで返還しない。

2　前項の規定にかかわらず、この法人は、次条に定める基金の返還の手続により、基金をその拠出者に返還することができるものとする。

（基金の返還）

第 50 条　基金の返還は、定時社員総会の決議に基づき、法令に規定する限度額の範囲内で行うものとする。

2　前条第 2 項の基金の返還の手続については、理事会の決議により定めるものとする。

（代替基金の積立）

第 51 条　基金の返還を行うときは、返還する基金に相当する金額を代替基金として積み立てるものとし、その代替基金については、取崩しを行わないものとする。

第 9 章　定款の変更及び解散

（定款の変更）

第 52 条　この定款は、社員総会の決議によって変更することができる。

（解散）

第 53 条　この法人は、社員総会の決議その他法令で定められた事由により解散する。

（残余財産の帰属）

第 54 条　この法人が清算をする場合において有する残余財産は、社員総会の決議を経て、公益社団法人及び公益財団法人の認定等に関する法律第 5 条第 17 号に掲げる法人又は国若しくは地方公共団体に贈与するものとする。

第 10 章　幹　事

（設置等）

第 55 条　この法人の事務を処理するため、幹事 3 人以内を置く。

2　幹事は理事会の決議によって選任し、理事会の決議により解任することができる。

3　幹事の任期は、選任後 2 年以内に終了する事業年度のうち、最終のものに関する定時社員総会の終結後に開催される理事会の終結の時までとする。ただし、任期の満了前に退任した幹事の補欠として選任された幹事の任期は、前任者の任期の満了する時までとする。再任を妨げない。

4　幹事は、この法人の業務を分掌する。

5　幹事は、理事会に出席し理事又は監事からの求めに応じ、必要な説明をしなければならない。

6　幹事に対しては、報酬は支給しない。

第 11 章　補　則

（委任）

第 56 条　この定款に定めるもののほか、この法人の運営に関する必要な事項は、理事会の決議により別に定める。

附　則

1　この定款は、この法人の成立の日から施行する。

2　この法人の設立時代議員（社員）の氏名又は名称及び住所は、次のとおりとする。

住所　仙台市青葉区上杉五丁目 8 番 61 − 108 号
氏名　冨永悌二

住所　札幌市南区澄川六条十一丁目 11 番 15 号
氏名　寳金清博

住所　千葉県松戸市稔台二丁目 26 番地の 11
氏名　齊藤延人

住所　名古屋市昭和区長戸町二丁目 10 番地
氏名　宮地　茂

住所　京都市左京区松ケ崎中町 23 番地の 3
氏名　宮本　享

住所　山口県宇部市開三丁目 9 番 38 − 6 号
氏名　鈴木倫保

3　この法人の設立時理事及び監事の氏名及び住所は、次のとおりとする。

（1）　設立時理事：
橋本信夫　　冨永悌二　　寳金清博　　齊藤延人
宮地　茂　　宮本　享　　鈴木倫保

（2）　設立時代表理事
橋本信夫

（3）　設立時監事
嘉山孝正　　永田　泉

4　この法人の設立初年度の事業年度は、第 44 条の規定にかかわらずこの法人の成立の日から平成 23 年 12 月 31 日までとする。

5　この定款に規定のない事項は、すべて一般社団法人及び一般財団法人に関する法律その他の法令の定めるところによる。

以上、一般社団法人日本脳卒中の外科学会を設立するため、この定款を作成し、設立時代議員（社員）がこれに記名押印する。

平成 23 年 1 月 6 日

設立時社員

住所　仙台市青葉区上杉五丁目 8 番 61 − 108 号
氏名　冨永悌二

住所　札幌市南区澄川六条十一丁目 11 番 15 号
氏名　寳金清博

住所　千葉県松戸市稔台二丁目 26 番地の 11
氏名　齊藤延人

住所　名古屋市昭和区長戸町二丁目 10 番地
氏名　宮地　茂

住所　京都市左京区松ケ崎中町 23 番地の 3
氏名　宮本　享

住所　山口県宇部市開三丁目 9 番 38 − 6 号
氏名　鈴木倫保

上記設立時社員の作成代理人

仙台市青葉区中央二丁目 2 番 1 号
司法書士　飯　川　洋　一

附　則

1　平成 24 年 4 月 26 日　改定
2　平成 25 年 3 月 22 日　改定
3　平成 26 年 3 月 14 日　改定
4　平成 28 年 4 月 15 日　改定

一般社団法人　日本脳卒中の外科学会
細　則

会費細則

(目的)
第 1 条　この細則は、社団法人日本脳卒中の外科学会（以下、「この法人」という）の定款第 8 条規定に基づき、この法人の会員の会費に関し必要な事項を定める。

(会費)
第 2 条　会費は次の各号に掲げるとおりとする。
(1)　正会員　年 10,000 円
(2)　準会員　年 10,000 円

(納入)
第 3 条　年会費は、年度内に一括納入する。

(納入の猶予)
第 4 条　正会員は、長期療養、海外留学等、やむを得ない事情があるときは、2 年を限度として会費の納入猶予を申請することができる。
2　会費納入の猶予を希望するものは、所定の会費納入猶予申請書を理事長に提出しなければならない。
3　理事長は、会費納入猶予申請書を受理したときは、理事会に諮り、その可否を決定し、申請者に通知しなければならない。
4　会費納入猶予の承認を受けた者は、その猶予期間終了後直ちに猶予期間中の会費を一括納入しなければならない。
5　会費納入猶予者は、その期間中の選挙権、被選挙権、役員、代議員及び委員会委員となる資格を停止する。

(免除)
第 5 条　名誉会員・特別会員の会費納入は免除する。
2　名誉会員・特別会員は代議員選挙権を有しない。

(細則の変更)
第 6 条　この細則は、理事会の議を経、総会の承認を受けなければ、変更することができない。

附　則
1　この細則は、この法人の成立の日から施行する。
2　平成 26 年 3 月 14 日改定。

代議員選出細則

(目的)
第 1 条　この細則は、社団法人日本脳卒中の外科学会（以下「この法人」という）の定款第 13 条に基づく代議員選出に関し必要な事項を定める。

(選出方法)
第 2 条　代議員の選出はインターネット投票法による選挙で行う。

(選挙人)
第 3 条　選挙人は選挙が行われる年の 1 月 1 日時点で 1 年以上の会員歴を有し、前年の 12 月 1 日までに年会費納入が確認できた正会員とする。

(被選挙人の資格)
第 4 条　被選挙人の資格は以下のすべてを満たすものとする。被選挙人の資格を有し被選挙人として立候補しようとする者は、所定の書類を記載し選挙管理委員会に申請することとする。
(1)　選挙が行われる年の 1 月 1 日時点で 1 年以上の会員歴を有し、前年の 12 月 1 日までに年会費納入が確認できた正会員である。
(2)　選挙が行われる年の 1 月 1 日時点で 65 歳未満である。
(3)　日本脳神経外科学会専門医である。
(4)　脳卒中関連論文を最近 10 年間に 5 編以上有する（共著者も可）。うち少なくとも 1 編は「脳卒中の外科」に掲載されていること。
(5)　本学会年次総会において最近 5 年間に 3 演題以上の発表がある（共同演者も可）。
(6)　日本脳神経外科学会の定める研修プログラム基幹施設プログラム責任者がそのプログラムに所属する医師のなかから、脳卒中の外科における豊富な経験を有し指導的役割を果たしているものとして推薦するもの（若干名、自薦も可）。

(選挙管理)
第 5 条　選挙は、この法人の事務所に設置された選挙管理委員会が管理する。選挙管理委員は 3 名とし、理事の中から互選によって選出する。
2　選挙管理委員会は選挙人名簿に誤りがないことを確認する。
3　選挙管理委員会は被選挙人立候補を受け付け、資格審査後、被選挙人名簿を作成する。

(選挙の公示および選挙人名簿)
第 6 条　選挙に関する公示は、選挙の行われる年の 1 月 10 日までに行わなければならない。選挙管理委員会は代議員選挙に関する選挙人有権者名簿および被選挙人有権者名簿を 1 月 10 日までに学会ホームページに掲載する。
2　選挙人および被選挙人はそれぞれの有権者名簿に誤記があると認めたときは公示から 2 週間以内に委員会に異議の申し立てをすることができる。委員会が異議の申し立てを認めたときは、有権者名簿の訂正を行い、これを会員に公示しなければならない。

(被選挙人資格審査委員会の設置)
第 7 条　理事会は理事の中から選任し被選挙人資格審査委員会（3～6 名）を設置する。

(選挙の時期)
第 8 条　選挙は、現任代議員の任期終了日の 1 ヶ月前までに実施しなければならない。

(投票)
第 9 条　投票は、1 名を選び、無記名で行う。

(投票データの管理)
第 10 条　事務局は、投票データを開票日までに厳重に保管しなければならない。

(開票)
第 11 条　開票は、選挙管理委員が定めた日に、監事の立会いのもとで、選挙管理委員会が行い、事務局長が補佐する。

(当選者)
第 12 条　この選挙の代議員当選者は、得票数の多いものから順に定数に達するまでの者とする。
2　定数に達する順位の者が複数のときは、年長者から当選者とする。生年月日が同日の場合は、選挙管理委員会委員長が抽選により決定する。
3　代議員定数に不足が生じたときは、当選者をくり上げる。
4　全国を以下の7地区に分ける。被選挙人の所属選挙区は、選挙が行われる年の1月1日現在の正会員台帳に記載の学会誌送付先によって定める。
北海道地区／北海道
東北地区／青森県　岩手県　秋田県　山形県　宮城県　福島県　新潟県
関東地区／群馬県　栃木県　茨城県　埼玉県　千葉県　東京都　神奈川県　山梨県
中部地区／静岡県　愛知県　岐阜県　三重県　長野県　富山県　石川県　福井県
近畿地区／滋賀県　京都府　大阪府　奈良県　和歌山県　兵庫県
中国・四国地区／鳥取県　島根県　岡山県　広島県　山口県　香川県　徳島県　愛媛県　高知県
九州地区／福岡県　佐賀県　長崎県　熊本県　大分県　宮崎県　鹿児島県　沖縄県

(当選者の公示)
第13条　選挙管理委員会委員長は、この選挙の結果を得票数とともに理事長に報告しなければならない。
2　理事長は、選挙結果を選挙人に公示しなければならない。

(細則の変更)
第14条　この細則は、理事会の議を経、総会の承認を受けなければ、変更することができない。

附　則
1　この細則は、この法人の成立の日から施行する。
2　平成24年4月26日改定。
3　平成25年3月22日改定。
4　平成26年3月14日改定。
5　平成30年3月16日改定。

役員選任に関する細則

(目的)
第1条　この細則は、社団法人日本脳卒中の外科学会（以下「この法人」という）の定款第27条に基づく役員選出に関し必要な事項を定める。

(役員の種類)
第2条　役員は以下とする。なお、役職理事が地区代表理事に選出された場合、兼任となり追加選出はしない。
(1)　理事
・地区代表理事：各地区1名　計7名
・理事選挙における地区代表理事を除いた得票数上位3名
・役職指定理事：その年の学術総会会長および前期会長計2名
・理事長推薦理事：計3名
(2)　監事

(選出方法)
第3条　地区代表理事候補者の選出はインターネット投票法による選挙（理事選挙と呼ぶ）で行い、各地区の最多得票者1名をもって地区代表理事候補者とする。
2　本選挙で地区代表理事候補者を除いた中での全国得票数上位3名も選出する。
3　理事長推薦理事候補者は、理事長候補者決定後、理事長候補者が推薦する。
4　監事は外部委員を含む3名以内とし、社員総会において承認を得る。3名は原則として、日本脳卒中学会・日本脳神経血管内治療学会からの派遣委員および65才未満の会長経験者のうち最年長者とする。派遣委員はそれぞれの学会事務局に候補者選定を委託する。

(理事選挙の選挙人)
第4条　選挙人は理事選挙が行われる年の代議員選挙で選出された代議員とする。

(理事選挙の被選挙人)
第5条　被選挙人は理事選挙が行われる年の代議員選挙で選出された代議員とする。
2　役職理事候補であるその年度の会長および前期会長も被選挙権を有する。

(理事選挙の選挙管理)
第6条　理事選挙は、選挙が行われる年の代議員選挙と同一の選挙管理委員会が管理する。
2　選挙管理委員会は選挙人および被選挙人名簿に誤りがないことを確認する。

(理事選挙の公示および選挙人名簿)
第7条　理事選挙に関する公示は、選挙の行われる年の代議員選挙当選者確定後、10日以内に選挙管理委員会が選挙人および被選挙人有権者名簿を学会ホームページに掲載することで行う。
2　選挙人および被選挙人はそれぞれの有権者名簿に誤記があると認めたときは、公示から7日以内に委員会に異議の申し立てをすることができる。委員会が異議の申し立てを認めたときは、有権者名簿の訂正を行い、これを会員に公示しなければならない。

(選挙の時期)
第8条　理事選挙は、代議員選挙開票日から30日後までに実施しなければならない。

(投票)
第9条　投票は無記名で行い、各地区の代表1名、合計7名を連記する。

(投票データの管理)
第10条　事務局は、投票データを開票日まで厳重に保管しなければならない。

(開票)
第11条　開票は、選挙管理委員会が定めた日に、少なくとも1名の監事の立会いのもとで、選挙管理委員会が行い、事務局長が補佐する。

(理事選挙の当選者)
第12条　各地区において最多得票数の者を当選とし、地区代表理事候補者とする。
2　最多得票数の者が複数のときは、年長者から当選者とする。生年月日が同日の場合は、選挙管理委員会委員長が抽選により決定する。
3　各地区の地区代表理事計7名を除いた者の中で、得票数の多い3名を理事候補者に加える。

(当選者の公示)
第13条　選挙管理委員会委員長は、この選挙の結果を得票数とともに理事長に報告しなければならない。
2 理事長は、選挙結果を選挙人およびすべての社員に公示しなければならない。

(新理事長候補者の選出)
第14条 理事選挙により選出された地区代表7名を含む10理事候補者と役職指定理事候補者の互選で理事長候補者を選出する。

(理事長推薦理事候補者の選出)
第15条 理事長候補者は理事長推薦理事候補者3名を選出する。

(役員の承認と確定)
第16条 第3条から第15条で選出された役員候補者を、その年の社員総会に諮り、承認を受けることにより、役員を確定する。その後、理事会で理事長を確定する。

附 則
1 この細則は、この法人の成立の日から施行する。
2 平成24年4月26日改定。
3 平成25年3月22日改定。
4 平成30年3月16日改定。

委員会設置に関する細則

(目的)
第1条 この細則は、社団法人日本脳卒中の外科学会(以下、「この法人」という)の定款第42条規定に基づき、この法人の委員会に関し必要な事項を定める。

(設置)
第2条 会務を円滑に実施するため、委員会を設置する。

(種類)
第3条 委員会は常置委員会と臨時委員会に区分する。
2 臨時委員会は、この法人の運営にあたり特に重要な事項の審議に限って設置し、その期間は2年を限度とする。

(名称と職務)
第4条 この法人の常置委員会の名称及び職務は、別表1に掲げるとおりとする。

(構成)
第5条 委員会の構成は委員長1名および委員若干名とする。
2 常置委員会の委員長は、原則として理事をもって充てる。
3 臨時委員会の委員長は、原則として理事をもって充てる。
4 技術認定委員会、技術教育委員会の構成については別途定める。

(委嘱)
第6条 委員会の委員長は、理事会の議を経て、理事長が委嘱する。
2 委員会の委員は、委員長が推薦し、理事会の議を経て、理事長が委嘱する。
3 技術認定委員会、技術教育委員会の委員委嘱については別途定める。

(任期)
第7条 委員の任期は2年とする。但し、再任を妨げない。
2 編集委員会、技術認定委員会、技術教育委員会の委員任期については別途定める。

(報告)
第8条 委員会の委員長は、審議内容および活動状況を理事会に報告しなければならない。
2 前項の報告は、文書による理事長への報告および理事会での口頭報告とする。

(経費)
第9条 委員会の活動にかかる経費は、この法人が負担する。ただし、委員は無報酬とする。

(雑則)
第10条 この定款の他、委員会の運営に関し必要な事項は委員会が別に定める。

別表1.

名 称	職 務
総務委員会	管理・運営に関する事項、規則に関する事項、選挙に関する事項、あり方に関する事項、事業計画、事業報告書の作成、その他庶務に関する事項
財務委員会	予算案の作成、収支決算書の作成、その他、財務管理に関する事項
編集委員会	機関誌の編集と発行に関する事項
学術委員会	ガイドライン関連事項、国内他分野との交流・連携に関する事項
COI委員会	COI(conflict of interest)の扱いに関する事項
技術認定委員会	資格審査、技術認定のための審査に関する事項
技術教育委員会	技術認定医教育セミナー及び技術認定医・指導医CEP講習会の企画、運営、その他、技術認定に必要な教育及び生涯教育に関する事項
広報委員会	ホームページの作成と維持、情報処理、外部団体や社会に対する広報・宣伝に関する事項
国際委員会	国際的活動の計画、実行に関する事項
倫理委員会	違反行為・不正行為の審議に関する事項

附 則
1 この細則は、この法人の成立の日から施行する。
2 平成24年4月26日改定。
3 平成25年3月22日改定。
4 平成28年4月15日改定。
5 平成29年3月18日改定。
6 平成29年4月26日改定。

編集委員会細則

(目的)
第1条 この細則は、社団法人日本脳卒中の外科学会の定款第42条に基づく委員会のうち、編集委員会に関して必要な事項を定める。

(機関誌名)
第2条 この法人の機関誌は和文名「脳卒中の外科」英文名「Surgery for Cerebral Stroke」とする。

(機関誌の発行)
第3条 この編集委員会の審査で掲載が適当と認められた和文、英文の論文を掲載する。
2 原則として隔月、年6回発刊し、必要に応じて増刊号を発行する。

(編集委員会の構成)
第4条 編集委員会は編集委員長1名と編集委員20名で構成する。ただし、必要に応じて編集委員を増員または減員することができる。

（編集委員長）
第 5 条　編集委員長は、理事長が理事から選任する。

（編集委員）
第 6 条　編集委員は編集委員長が推薦し、理事会の議を経て理事長が委嘱する。
2　編集委員は原則として一般社団法人日本脳卒中の外科学会代議員から推薦する。
3　編集委員会が特に認める場合は、6 名以内の非代議員を編集委員に推薦することができる。ただし第 4 条により編集委員の増員があった場合、全体の 3 分の 1 程度の範囲内で非代議員数の変更を可能とする。またこれらはこの学会の会員であることを要する。

（編集委員の任期）
第 7 条　編集委員の任期は 1 期を 4 年間とする。2 期まで再任可とする。
2　代議員選挙の結果に基づき 2 年ごとに編集委員の見直しを行う。

（編集委員会の業務）
第 8 条　編集委員会は以下の業務を行う。
(1)　編集方針の決定
(2)　投稿論文の査読

（編集委員会の開催）
第 9 条　編集委員長は年 2 回（春・秋）編集委員会を招集し、議長をつとめる。
2　編集委員会は編集委員長 1 名および編集委員 20 名中 10 名以上の過半数の出席をもって有効とする。
3　編集委員会には編集委員長および編集委員のほか、編集事務局代表、日本脳卒中の外科学会事務局代表、出版社代表が出席し編集委員長および編集委員の求めに応じ必要な説明をする。

（編集事務局）
第 10 条　編集委員長のもとに編集事務局を設ける。

（編集発行に要する費用）
第 11 条　編集業務に要する事務的経費および出版に関する費用は、一般社団法人日本脳卒中の外科学会が賄う。

（活動の報告）
第 12 条　編集委員長は理事会および総会において編集委員会活動について報告する。

附　則
1　この細則は、この法人の成立の日から施行する。
2　平成 25 年 2 月 1 日改定。
3　平成 25 年 3 月 22 日改定。
4　平成 28 年 9 月 30 日改定。
5　令和 3 年 6 月 16 日改定。

学術総会会長選出に関する細則

（目的）
第 1 条　この細則は一般社団法人日本脳卒中の外科学会（以下「この法人」という）の定款第 4 条（2）にもとづく、年次学術総会の会長選出に関し、必要な事項を定める。

（選出方法）
第 2 条　理事会は次々々期学術総会会長を選出し、当該年の学術総会および学会ホームページでの掲示により、社員に報告する。
2　選出にあたっては理事会の全員一致を原則とするが、一致が得られない場合は、各理事（理事長含む）が各一票を有する選挙における過半数をもって選出する。

（選出の時期）
第 3 条　次々々期学術総会会長はその学会開催時期の 3 年前に選出する。

（被選出人の資格）
第 4 条　学術総会会長の被選出人の資格は以下とする。
(1)　学会開催年の 1 月 1 日時点で 65 歳未満である。
(2)　この法人の代議員である。
(3)　本学術総会会長を過去に経験していない。

（会長の任期）
第 5 条　学術総会会長の任期は、主催学術総会の前年の学術総会が閉会された時点から、翌年、主催学術総会の閉会までとする。

附　則
1　この細則は、この法人の成立の日から施行する。
2　平成 23 年 5 月 5 日改定。
3　平成 24 年 4 月 26 日改定。

名誉会員・特別会員選出に関する細則

（目的）
第 1 条　この細則は一般社団法人日本脳卒中の外科学会（以下「この法人」という）の定款第 6 条（3）、（4）にもとづく、名誉会員・特別会員選出に関し、必要な事項を定める。

（選出方法）
第 2 条　理事会は会長経験者や理事長経験者、その他本会のために特に功労があり、当該年 1 月 1 日時点で 65 歳となるものを名誉会員として推薦し、この法人の社員総会において承認を得る。なお役員・代議員在職中に 65 歳を迎えた場合、その任期終了後に名誉会員として推薦し、その後に開催されるこの法人の社員総会において承認を得るものとする。
2　上記以外の本細則施行以前の本学会名誉会員（法人化前を含む）は、特別会員とする。

（選出の時期）
第 3 条　理事会は名誉会員候補をその年の学術総会開催時期の 1 ケ月前に推薦し、学術総会期間中の社員総会で承認を得る。

附　則
1　この細則は、平成 24 年 4 月 26 日から施行する。
2　平成 25 年 3 月 22 日改定。
3　平成 26 年 3 月 14 日改定。

技術認定制度細則

（目的）
第 1 条　この細則は、社団法人日本脳卒中の外科学会（以下、「この法人」という）の定款第 4 条に基づき、この法人の技術認定制度に関し必要な事項を定める。あわせて、定款第 42 条に基づく委員会のうち、技術認定委員会（以下、「認定委員会」という）及び技術教育委員会（以下、「教育委員会」という）に関して必要な事項を定める。

（本制度の目的）
第 2 条　脳卒中の外科に関する基本的技術を担保することによ

り、脳卒中の外科に携わる医師の育成を促進し、脳卒中の外科医療の進歩発展とその診療水準の向上をはかり、国民の福祉に貢献することを目的として、技術認定医を認定する。また技術認定をめざす医師および技術認定医に対して教育指導を行う技術指導医（以下、「指導医」という）を認定する。

（委員会）

第 3 条　この法人は、技術認定のための認定委員会を設置する。

2　本委員会の構成は、委員長 1 名、副委員長 2 名および認定作業に必要な数の委員とする。

3　委員長、副委員長は理事会の議を経て理事長が委嘱する。委員は、本委員会委員長が推薦し、理事会の議を経て理事長が委嘱する。

4　委員の任期は 2 年とする。但し、再任を妨げない。

5　本委員会は、資格審査および技術認定のための審査に必要な事項を行う。

第 4 条　この法人は、技術認定医および指導医の生涯教育のため、教育委員会を設置する。

2　本委員会の構成は、委員長 1 名、副委員長 2 名および委員若干名とする。

3　委員長、副委員長は理事会の議を経て理事長が委嘱する。委員は、本委員会委員長が推薦し、理事会の議を経て理事長が委嘱する。

4　委員の任期は 2 年とする。但し、再任を妨げない。

5　本委員会は、技術認定に必要な教育および生涯教育を目的として「技術認定医教育セミナー」および「技術認定医・指導医 CEP 講習会」の企画、運営を行う。

（技術認定医のための申請および認定）

第 5 条　技術認定医申請者の資格審査およびビデオ審査は認定委員会が行い、技術認定を行う。

第 6 条　技術認定医のための申請資格要件は以下に示す。

①日本脳神経外科学会専門医資格を有する（申請前年度までに取得している）。

②申請時（申請締め切り日）70 歳未満である。

③ 3 年以上の日本脳卒中の外科学会員歴（年会費完納）を有する。

④指導医（別項に定める。制度発足時の暫定指導医も含む）の勤務する施設にて、執刀医として 30 例以上の脳血管障害に対する顕微鏡手術の経験を有する。執刀医とは、手術の最重要手術操作を含む一連の手術操作を行ったもので、1 手術につき 1 執刀医が申請できる。30 例には、脳動脈瘤クリッピング術 20 例以上を含むことを必須とし、かつ、バイパス手術 1 例以上、頚動脈血栓内膜剥離術 2 例以上を含むこととする。バイパス手術、頚動脈血栓内膜剥離術は術者として経験することが望ましいが、助手、見学先施設責任者からの署名と手術記録を添付することにより見学でも代替することができる。ただし、助手、見学の場合は 30 例には含まれない。

非常勤の指導医の元での手術は、指導医から適切な術前検討、周術期管理の指導を受けたと認められる場合にのみ、指導医の勤務する施設による手術と同様に扱う。

なお、申請時に施設の責任者（教授、部長、施設における脳卒中の直達手術担当者のうち最上位者）である者においては、「指導医の勤務する施設にて」の要件を免除する。（ただし、自身が責任者の立場ではなかった時の手術経験については、申請年の 3 年前の 1 月以降の症例に限り、手術目録に含めることを可能とする。）

⑤過去 5 年間に年次学術集会（日本脳卒中学会、SAH/スパズム・シンポジウムとの合同学術集会）で筆頭演者として脳卒中の外科に関連する 1 演題以上の発表歴を有する。

⑥過去 5 年間に技術認定医・指導医 CEP 講習会、および過去 2 年間に技術認定医教育セミナーそれぞれ 1 回以上の受講歴を有する。

第 7 条　技術認定医の認定申請は、所定の期日までに所定の審査手数料を納付するとともに、以下の書類・ビデオを認定委員会に提出する。

①申請書（日本脳神経外科学会専門医番号含む）

②技術認定医・指導医 CEP 講習会受講証明書

③技術認定医教育セミナー受講証明書

④ 30 例の手術症例一覧（退院時 mRS 含む）および手術記録

⑤施設長の手術実施証明書

⑥手術ビデオ：編集ビデオ 2 編（別部位の脳動脈瘤クリッピング術 1 編ずつ）。なお編集ビデオは、手術前後の基本画像（キーフィルム）を含み、それぞれ無編集ビデオも添付する。

⑦バイパス手術および頚動脈血栓内膜剥離術の経験を助手、見学で代替する際にはそれぞれ手術記録、見学証明書と手術記録

⑧非常勤の技術指導医の元で実施した際には手術の指導内容証明書

第 8 条　認定された者は所定の期日までに所定の登録料を納付した後、認定証が交付される。

（技術指導医のための申請および認定）

第 9 条　指導医申請者の資格審査およびビデオ審査は認定委員会が行い、指導医認定を行う。

第 10 条　指導医の申請要件は以下に示す。

①本学会の技術認定医資格を有する。

②申請時（申請締め切り日）70 歳未満である。

③ 5 年以上の日本脳卒中の外科学会員歴（年会費完納）を有する。

④脳血管障害に対する顕微鏡手術 200 例以上の経験を有する（指導を含む）。200 例には、脳動脈瘤クリッピング術 100 例以上、バイパス手術・頚動脈血栓内膜剥離術合計 20 例以上（最低 5 例ずつの執刀を含む）、血管奇形根治術 5 例以上を含む。

⑤過去 10 年間に年次学術集会（日本脳卒中学会、SAH/スパズム・シンポジウムとの合同学術集会）で筆頭演者または共同演者として脳卒中の外科に関連する 3 演題以上の発表歴を有する。

⑥脳卒中に関する論文（査読有、和文可、総説不可）3 編の発表・掲載歴を有する。3 編中少なくとも 1 編は筆頭著者とする。査読有について、インパクトファクターが付与されていることを判断基準とする。

⑦過去 5 年間に技術認定医・指導医 CEP 講習会の 1 回以上の受講歴を有する。

第 11 条　技術指導医の認定申請は、所定の期日までに所定の審査手数料を納付するとともに、次の書類を認定委員会に提出する。

①申請書

②技術認定医認定証の写し

③技術認定医・指導医 CEP 講習会受講証明書

④ 200 例の手術症例一覧

⑤施設長の手術実施証明書

⑥手術ビデオ2編（バイパス手術1編および頚動脈血栓内膜剥離術（CEA）1編）。頚動脈血栓内膜剥離術のビデオは内膜剥離操作のマイクロ画像を含むものに限る。なお編集ビデオは、手術前後の基本画像（キーフィルム）を含み、それぞれ無編集ビデオも添付する。
⑦バイパス手術及びCEA5件ずつの手術記録

第12条　認定された者は所定の期日までに所定の登録料を納付した後、認定証が交付される。

（資格更新）

第13条　技術認定医および指導医の資格更新は5年毎に行う。更新資格要件は、バイパス手術および頚動脈血栓内膜剥離術の経験および手術への関与の種類を除き、技術認定医および指導医ともに同一である。更新要件を以下に示す。
①更新申請時（更新締め切り日）70歳未満である。
②脳血管障害に対する60例以上の顕微鏡手術経験（指導を含む）を有する。60例には脳動脈瘤クリッピング術30例以上、バイパス・頚動脈血栓内膜剥離術合わせて5例以上を含む（技術認定医の更新にはバイパス手術および頚動脈血栓内膜剥離術の経験は不要）。なお、指導とは術前の方針決定や術後カンファレンスにおける指導なども含む。また、技術認定医の更新においては助手としての手術経験も含む。
③更新期間に3回以上の年次学術集会（日本脳卒中学会、SAH/スパズム・シンポジウムとの合同学術集会）の参加歴を有する。なお、事前に申し出た正当な理由がある場合、認定委員会での審査後、参加1回分を免除することがある。
④更新期間に1回以上の技術認定医・指導医CEP講習会の参加歴を有する。

第14条　更新審査にて更新が認められた者は、所定の期日までに所定の更新料を納付した後、更新証明書が交付される。

（認定の取り消し、虚偽の申請）

第15条　技術認定医および指導医が以下に示す要件のいずれかに該当する場合、認定委員会は、技術認定医あるいは指導医の認定の取り消し、一時停止、あるいは戒告することができる。
①正当な理由を付して資格を辞退したとき
②日本脳卒中の外科学会会員の資格を失ったとき
③技術認定医あるいは指導医として不適切であると認められたとき
2　内容に虚偽があると認められた場合、倫理委員会および認定委員会で精査し、申請者に照会の上で、認定委員会は学会除名、技術認定医・指導医資格および申請資格剥奪等を理事会に諮ることができる。
3　満71歳を迎えた時点で技術認定医および指導医の認定期間は満了となる（暫定期間に認定された技術指導医・認定医の初回認定期間内はこの適用を除外する）。

（シニア技術指導医の称号付与）

第16条　満71歳を迎え認定期間を満了した技術指導医に対して、学会会員継続期間において「シニア技術指導医」の称号を付与し、その称号使用を学会として認める。ただし、認定期間中の技術指導医とは異なり、技術認定医申請の際の指導医、指導医在籍施設の要件としては認められない。

（セミナーおよび講習会）

第17条　技術認定医教育セミナーは、脳卒中の外科に関する基本的実技と基礎知識を習得することを目的に、日本脳神経外科学会各支部（北海道・東北・関東・中部・近畿・中国四国・九州）と対応する各地区において開催する。

第18条　各地区における責任者は、教育委員会が選任する。技術教育委員会委員長が全国の技術認定医教育セミナーを統括する。

第19条　本セミナー受講者は、事前に所定の受講料を納付し、受講後に受講証明書を受領する。

第20条　技術認定医・指導医CEP講習会は、技術認定医および指導医の生涯教育を目的に、教育委員会が企画運営する。

第21条　本講習会受講者は、事前に所定の受講料を納付し、受講後に受講証明書を受領する。

（細則の変更）

第22条　この細則は、理事会の議を経て、変更することができる。

附　則

1　この細則は、平成28年度の社員総会後（4月15日）より施行する。
2　平成28年5月20日改定。
3　平成29年4月26日改定。
4　令和元年6月10日改定。
5　令和2年6月11日改定。
6　令和4年12月27日改定。
7　令和6年7月2日改定。

編集後記

脳卒中の外科 52 巻 4 号をお届けします．本号では，総説 2 編，原著論文 5 編ならびに症例報告 3 編を合わせた 10 論文が掲載されており，読み応えのある内容になっておりますので是非ご一読下さい．

長谷川先生の総説では，脳動静脈治療における phase contrast magnetic resonance imaging による血流解析が，個別出血リスク判定や治療戦略最適化に貢献する可能性について自験例を踏まえて概説いただいています．未破裂脳動静脈奇形の外科治療に関しては，現在消極的な施設が多いと思いますが，出血リスクの高い症例が画像検査で簡便に診断できれば治療選択するうえで有用です．石橋先生からは，脳血管内治療時に多くのデバイスがある中での器材選択を，AI 技術を用いて最適化する試みについて論じていただいています．医療経済的問題解決や地域間格差解消につながり，さらに医師の働き方改革にもつながる有用な方法と思われます．

原著では，渡邊先生より重症くも膜下出血患者の脳血管攣縮に対するクラゾセンタンの有効性が示唆される結果を示していただきました．現在でも体液管理については難しく，今後の症例蓄積が必要であるのは，どの施設でも共通の問題と思われました．山元先生からは，若年者の大きな動脈瘤治療における母血管閉塞は，新規動脈瘤発生や併存動脈瘤増大の危険性があることが報告されました．血行力学的な負荷によるものと思われ，実臨床でも予想されるとおりの結果と思われます．佐野先生からは，contrast-enhanced motion-sensitized driven equilibrium 法を用いて，頭蓋内内頚動脈の動脈硬化変化を予測可能であることが示されました．内頚動脈瘤クリッピング術において，頭蓋内内頚動脈が一時閉塞可能かどうか，術前に判断できることはとても有用です．福田先生からは，出血発症の脳動静脈奇形に対する複合的治療戦略の有効性が報告されました．特に feeder occlusion に留めた血管内治療について言及されており，興味深い内容です．兼好先生の論文は，院内発症脳梗塞患者の特徴について解析されています．院内発症なのでもともとほかの疾患で入院されているために転帰不良であったことは当然と思われますが，意外にも診断までに時間がかかる症例があることが問題だと感じました．どの施設でも脳卒中に関する啓発が必要です．

症例報告では，松本先生より多職種による合併症回避の症例，宗像先生からはクリッピング術後に reversible cerebral vasoconstriction syndrome が疑われた症例，新田先生には血栓化内頚動脈瘤に対して血管内・外治療を施行した症例をそれぞれ提示いただきました．

本号は多方面からの内容が掲載されていますので，皆様の明日からの診療の一助になるものと思います．

堀内　哲吉
（信州大学医学部脳神経外科）

脳 卒 中 の 外 科

第 52 巻 4 号

2024 年 7 月 31 日　発行

定価 2,409 円（本体 2,190 円＋税 10%）

編集兼発行人　一般社団法人　日本脳卒中の外科学会

発行人　一般社団法人 日本脳卒中の外科学会
〒980-8574　仙台市青葉区星陵町 1-1
東北大学大学院医学系研究科
神経・感覚器病態学講座
神経外科学分野内
TEL 022-717-7230　FAX 022-717-7233

制作　株式会社 三輪書店
〒113-0033　東京都文京区本郷 6-17-9　本郷綱ビル
TEL 03-3816-7796　FAX 03-3816-7756

印刷所　株式会社アイワード　TEL 03-3239-3939

広告申込所　株式会社ハイブリッジエージェンシー
TEL 03-3814-0089

ISBN978-4-89590-826-9　C3047

一般社団法人　日本脳卒中の外科学会の入会申込，会費納入先

〒980-8574　仙台市青葉区星陵町 1-1
東北大学大学院医学系研究科
神経・感覚器病態学講座神経外科学分野内
一般社団法人　日本脳卒中の外科学会事務局
TEL 022-717-7230　FAX 022-717-7233
https://nsg.med.tohoku.ac.jp/jsscs/index.html
e-mail: jsscs@nsg.med.tohoku.ac.jp